与你同行

曲艺 著

壹嘉出版 1 Plus Book

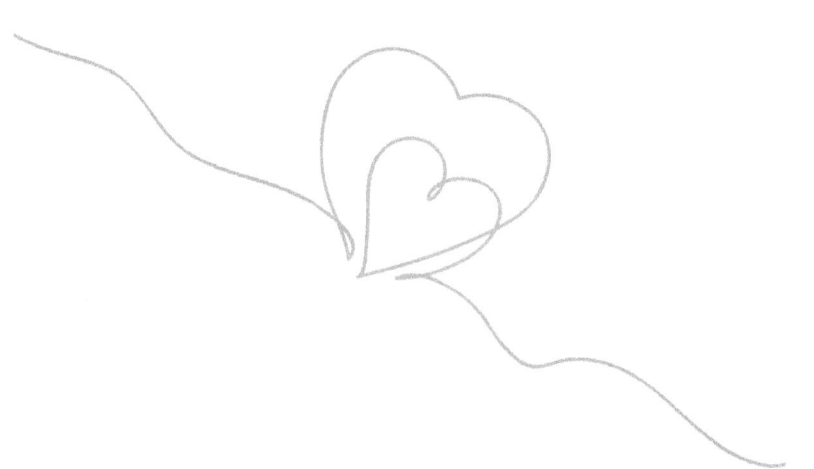

壹嘉出版
1 Plus Books
http://1plusbooks.com

作者：曲艺
书名：与你同行

2023 1 Plus Books® 壹嘉出版® Paperback Edition
Published and Printed in the United States of America

ISBN: 978-1-949736-61-8

出版人：刘雁
封面摄影：罗心炜
封面设计：郭亚红

定价：$22.99
San Francisco, USA , 2023
http://1plusbooks.com
email: 1plus@1plusbooks.com

目录

第三部分　抗癌学习笔记

序言

`第一次为朋友的书写序，尤其是为一位交往不长但又似乎认识很久的朋友写下的肺腑之言作序，心中非常感恩。《与你同行》记录了作者陪伴她心中挚爱所走过的一段生命之旅，这段旅程中有高山，也有低谷，有令人刻骨铭心的爱，也有撕心裂肺的痛，有着对生命意义的追寻，也有着和死亡面对面的凝视，它把两个鲜活的生命真实地呈现在读者面前。虽然其中一位此刻已经卸下了世上的劳苦，安息在天上那间早已为他预备好的居所，但在作者曲艺的笔下，朝辉似乎还在对读者述说着他心中的期盼，对家人的牵挂，对生命的思考，“他虽然死了，却因这信，仍旧说话”。

死亡到底是什么？生命又是什么？也许此刻你心中早就有了自己的答案，但《与你同行》却可以带你穿过层层迷雾，走到那“迷失的海岸线”去直视神秘的生死，作为有幸陪伴作者走过这段旅程的一位见证人，我一定会同意 C.S. Lewis 在痛失爱妻后的感慨：“We cannot understand.The best is perhaps what we understand the least”。这不奇怪，三千年前古老的希伯来诗人面对那位造物主时，也有如此的感慨：“这样的知识奇妙，是我不能测的，至高，是我不能及的”。

在喧嚣纷乱，人人追逐名利财富的这个时代，至死不渝的爱情和反思生死似乎只属于文人们的阳春白雪，《与你同行》可以说是一股来自活水泉源的清流不断冲刷着读者的心灵，去反思每个人都将面对的……

陈光

2022年秋于加州伯克利

前言

“与你同行”的意思是，我与你同行，你与神同行，我们与正在看书，正在面对困境的你同行。

我的律师 Gary 送我一本书，David Kessler 写的《找到人生意义》。里面写了女演员 Edi Falco， 她因为电视剧《黑道家族》和《护士当家》为人所知。她得了乳腺癌。五年后，在采访中谈到她的抗癌经历的时候，采访人说：“所以，你是胜利者，你战胜了癌症。”

Edi Falco 说：“不，我只是幸运。我得的是可以医治的癌症。不是每一个癌症患者都是可以医治的，请不要说我是胜利者，因为这种说法意味着有一些人是失败者，而我们都在同一个战场上。”

她是经历过什么样的历程、感悟，才真正地谦卑下来？能说出这样的话的人，一定是经历了很长很长很深很深的领悟，走过那样的迷雾、彷徨、惊慌、害怕，才知道自己的真正的渺小、无助，才会谦卑，才会投降，才会知道，没有胜者，也没有败者，唯有幸运，唯有神的旨意。哪怕，你不信神，称之为“幸运”。

在我的第一本抗癌日记本开头几页，抄写了这样一段话：

“用一颗开放的心灵去经历一切。是的，经历一切。经历会演化成懂得：抗癌不是一场战斗，而是降服。我更懂得放下的时候，我就有了更多的空间给愉悦和平安。最终，我们的目的地是死亡，但直到那之前，我们活着。活着。”

其实在抄下这一段话的时候，我并没有真正地理解这段话的意思。或者说，经历了一切以后，我才知道，抄写这段话时的我，并没有真正地理解这段话的意思。我之所以抄写下这段话，因为它传递给我一种和以往听到的话完全不同的态度与视角。

抗癌一年的时候，有一度朝辉在斯坦福医学院的床上躺着，每天在疼痛的折磨中，等待放疗处理他的疼痛。我每天早晚往返在医院和家之间一个小时的路上。在车里，我反复放着的是 Hill-Song 敬拜的《我降服》这首歌：

我在这里
再次跪下
交出一切
交出一切
我降服
我降服
……

治疗一年以后，我更懂得了降服和放下。

再后来，我们放弃了治疗，住在家里。这时候，朝辉不再努力吃饭，努力喝水，努力吃药。这个时候，不只是心灵上和态度上，在行为上我们都做到了降服。不，不是降服于死亡，而是顺服于神，降服于生命，降服于死亡是生命自带的一部分。

这一路我们走得艰难。独自将它写下来的时候，更为艰难。灰灰你陪我好不好？陪我写下这一路也是你的心愿。

爱你，想你。

与你同行。

曲艺

第一部分

关于生命和死亡

何为生命?

人生的意义在哪里？我们从小就开始思考这个问题。在长大的过程中，随着对人生阅历体验的一步一步加深，不断地演化。

十几岁少年的时候，语文课老师布置了一个命题作文：《人生的目的》。我写了一篇文章，引用了美国人韦恩-戴埃的一句话（并不知道韦恩-戴埃是何人）："人的一生，就是为了寻找快乐。为了这快乐，我不惜付出一切代价。"我曾被这句话吸引，它引导我生活多年。当然，这句话里的"快乐"，要做深层理解：一种在心灵上的愉悦和自由，而不是浅显的暂时得到享受的快乐。

但是渐渐地，在孩子出生之后，在生活的重压下，在不能控制局面，自由选择寻找快乐的时候，我感到了迷惘。这时候，杨贝——一个到了退休年龄还在工作的韩国同事兼朋友和长辈，跟我说："人的一生有两个目的：一个是让自己快乐，一个是繁衍后代。"他是一个虔诚的基督徒，除了工作就是学习希腊文，目的是可以读新约圣经的原文。他的话给我之前的理解，加了一个维度。无怪乎我会迷惘。在生活的重压下，我没有心灵上的空间和自由，让我看到我该如何快乐和如何寻求快乐。

繁衍后代，是神给我们的一个使命。神喜欢生命，祂亲手创造了生命。生命一代又一代的传承，生生不息，正是因为每个人生来都有的使命感。我的人生目的除了寻找个人的快乐，加上了和它等重的部分：责任。对于我个体之外的他人的责任，也是生命意义的一部分。

再后来一次的演变，是出自于圣经学习小组学习的一本书——《生命的目的》。这本书里说，我们一生的意义，就是努力做到像耶稣。耶稣是一个完美的人。他是神，但是为什么他要来到世上做一个人？他是为了给世人做一个榜样，让人可以学习他的样式。当然耶稣是一个完美的人，没有人能完全做到像他一样。但是我们人生的目标和追求，可以设定为学耶稣的样式。

我不知道自己究竟把这句话真正读进了多少，也不知有多少时刻真正这样去实践，但至少，之后长长的一些年，在个人的快乐得到满足，繁衍后代的任务暂时完成的情况下，这句话给了我生命和生活态度的指导。像是找到了一个楷模，可以追随着一个人的脚步，而不需要一直辛苦地走在开创先锋的路上。即便如此，我不知道自己行了多少，忘了多少。

活着的人，不管是多么睿智，多么通达，多么深沉，经过多少的思索，都没有一个贴近死亡、或者经历过死亡的人，对人生意义思考得彻底、通透。不管多么努力思考，读过多少书，和多少个智者对过话，对人生的意义的理解，都没有那些真正触及死亡的人，用生命去体验出来的那种感悟。不是思考，是生命的感悟。是触及到死亡，才有的背死向生的通透、清明和冷静。

面对确据可靠，如一面厚实沉重，密不透风的墙一样的死亡，生活中世界上的杂音全都消散。这时候剩下什么呢？人死了就消失了吗？对个人来说，灵魂去了天堂，与上帝在一起了。但对于这个世界呢？我们的存在，我们的思考，我们的喜怒哀乐，我们紧紧抓住、切切不舍的这个世界，如果一个人死了就真的消失了，不在了吗？那人生的存在，就是出生到死亡之间的存在吗？目的为何？意义为何？

在最后这一年，朝辉常说的一句话是："无所谓了。"很多的事情，一些是这个好还是那个好的纠结，一些在世上的争执、烦恼、细节，都无所谓了。然而，对他来说，他认为有所谓的事有两件：一件是读经祷告，寻求神，为要到神那里去的预备和确信；另一件是他还可以影响到别人，可以关心到别人。俗事、钱财、物品，对他都无所谓了，他丝毫不关心不在乎。但他在乎他是不是还可以给别人有好的影响。

人生的意义，在触摸到死亡这道坚厚密实确据的墙之后反弹，碰触到生命的最深处，灵魂居住的地方，碰触到真实的灵魂，它在讲述人生真正的意义。生命中，真正重要的东西，是能影响他人的生命，和爱神。这是从朝辉的生命里，我看见的真实。

在亚利桑那的日子，我们的好朋友燕子受忧郁症的折磨，每天把自己关在屋子里，不出门，不交流。朝辉给燕子发信息。朝辉说："神爱我们。但是祂也是对我们有要求的……"朝辉鞭策燕子努力振作起来。如果换上任何别的人，不是处于朝辉的状况，严厉的话听起来都像居高临下的指责。可是，因为朝辉的经历，只有他敢和处在忧郁症中的孩子讲这样的话。他为自己能够影响到别人而高兴。

生命还有一个意义，是爱。而爱，是爱他和被他爱的人，延续生命的力量。

抗癌一年多以后，他很沮丧地跟我说："我觉得现在活得像一个影子。孩子们有事情都不来找我了。"

我说："可是，只要你在，我们就是一个完整的家，孩子们就踏实。你是一个有价值的影子。"

在爸爸的追思礼拜上，Leo讲的故事很美。爸爸坐在沙发上，他为爸爸弹奏了爸爸写的最后一支曲子。爸爸对Leo竖起拇指，清晰地说："谢谢你，Leo。"

Leo说："那时候，他已经说不出话来了。谁知道他为说出这句'谢谢你，Leo'做了多大的努力，花了多大的力气。但是，他仍然要让我知道，他为我给他弹奏这首曲子高兴，我也为能让他高兴而高兴。在未来的日子里，我会做一个让他骄傲的人。"

那句"谢谢你，Leo"是爸爸留给他的最后一句话。

李叔同，后来法号"弘一法师"，辞世前写了一幅字："放下"。字写得拙朴归真。浪子李叔同，在39岁皈依佛门，放下了俗世。但是临终所写的"放下"，也许同时意味着，放下俗世、佛门清净半生的他，却没有真正地放下，一直到临终的时候。即使身在佛门苦心修行，人的头脑和思考，却还在行动。不像苦身，身体做到被管束容易，头脑被管束却更加难。苦身的一个目的是寄希望于通过管束身体，约制头脑的自由聪明和自行其事。

临终，却是真正的放下。做到真正的放下也是不易。谁会没有牵挂?

最后的日子，有一天夜里，我们挤在他的病床上抱着睡觉。一整夜，他一刻都没有睡，不停地抚摸我，摸我的肩膀和胳膊，一直一直摸。在精神最好，也是最后的那一次，他特别地清醒。

他吃了东西，说了很多的话。我问他："你放心我的，对不对？"

他很快很清晰地说："不放心。"他失去了表达能力，讲不出话。但是这句话，他说得特别顺特别快。

这是他对我说的最后一句话。

写着写着，突然想到他右肩下装了一个输液港，在锁骨的右边一点点，突出来一个小突起。就算是疼痛的小点滴，也是温暖，是甜蜜，是肌肤相亲的亲近。

有一个和我神交的同病朋友圆圆，比我刚好小十二岁，她的妈妈在照顾她。她说她卧床了，需要买可以翻身的床垫。我突然说："她的妈妈能这样照顾她，多幸福呀。"

不在我的位置，可能都理解不到我说的幸福。从一个世人的眼光看，也许看到的都是她妈妈的不幸。可是我却感觉可以坦然地全心全意地去爱、去呵护、去照料，这是多么大的一种幸福。

听说人会心痛到无法呼吸，人会感觉自己就要疯掉。可是无法呼吸，也是在呼吸。就要疯掉，却也不真的会疯掉。一个人的聪明和理性，同时是来自于神的惩罚，是原罪的一部分，最初就是偷智慧果而来。

那天，我去看那棵红木，我和朝辉将要安息在那里的那棵红木。天气很舒服，阳光很暖。有两只黄翅膀的蝴蝶，一只逐着另一只，另一只返来逐着这一只，绕着弯地左飞右飞。

又有一天，在家里坐在朝辉平常坐的位置想他。又看见那两只蝴蝶，大黄翅膀的蝴蝶，在窗外花园里互相追逐着飞。我不禁想：灰灰，是你的灵吗？

因为我的聪明，我的理性，我的自鸣得意，这是让我无法解脱，无从摆脱的我的罪。

因为爱，所以牵挂。生命的最终，还是放不下。

有一首很老很老的乡村歌是这样唱的：

我要放下我的重担，在河边
我要放下我的剑和盾牌，在河边
我要放下我旅行的靴子，在河边
我要穿上白色的长袍，在河边
……

关于死

生病初期的时候，生和死就被认真地思考过。朝辉写下了《关于生与死的思考》。这一篇留下来的文字，成了他的思考的一个重要见证，但不是全部。在印刷追思会的小册子的时候，除了那一篇原本写给他父亲的《圣经介绍》，我加上了这一篇。他认真写下的文字并不多，在我们一起的20多年，不过寥寥数篇，却每篇都珍贵。

思考得再多，终归和亲密接触、身体体验有着鸿沟般的差距。我们最喜欢的一本抗癌方面的书是 David Servan-Schreiber 写的《抗癌，新的生活方式》。David Servan-Schreiber 是神经科学家和精神科医生。他的一部分工作是给癌症患者上心理课，教导大家在患癌之后，心理上该如何应对。有一天，他发现自己患了脑癌，这时就发现他在课堂上的理论，他对学生的那些指导，简直完全无用。他不得不重新思考。

在《关于生与死的思考》这篇文字里，朝辉总结说："死，对于基督徒的我来说，就如同坐过山车。"

胆小如他是最怕坐过山车的。2001年的万圣节，朝辉在佐治亚大学上学。我们去亚特兰大的"六旗"游乐园玩。有一个叫"蝙蝠侠"的项目，最刺激也最热门。我们排了整整三个小时的队。经过了长长的三个小时无聊又疲惫的等待，终于轮到我们的时候，我开始变得兴奋。朝辉怯怯地拽了拽我，说：“你看。”

他摊开的手心满是汗珠。我从来没见过谁的手心会这样出汗。就这样，在轮到我们的时候，我们俩牵着手走出了队伍，三个小时等了个寂寞。可见他所说的坐过山车，对他来说是非同小可的。喜欢刺激不怕坐过山车的人可能不会体会，他在文中轻描淡写地表达的“过山车”，对他来说，是手心刷刷的汗。即使百分百的确信他的旅程是安全的，他也无法控制手心的汗。

在得知生了不可治愈的晚期癌症的时候，关于死是一个不可避免的思考，于是有了这篇文字的诞生。但是在那时，死是一个理论。可能不像对于一个在正常轨迹里生活的人那样地遥不可及，但仍然是一个也许不太遥远的理论。

这个理论更接近现实的时候，是在2021年和2022年之交。因为发生了骨转移，并且在脑部又出现了一个2毫米的小肿瘤，斯坦福的 Fisher 医生下结论说：靶向药已经耐药，不能够再用。在视频问诊会议上，Fisher 医生如一个做研究的学者一样直接、冷酷、理智，他对着屏幕这边的朝辉说：“我已经没有武器了，你会死的。”

朝辉的坚强、韧性、冷静，让我从心底里感激和钦佩。像在其他一些时候一样，他胆小，生活能力不是最强，温和得让人误以为他没有性格。他长得不魁梧，并不像北方男人一样是一座山，似乎任何时候都可以无条件地依靠（顺带说一句：这似乎都是女孩在心里给自己树的假象，往往在婚姻生活里，大山会坍塌，碎成一地鸡毛）。但是在关键的时候他总是最有担当。他的个子只比我高一点点。“天塌下来有我比你高”是我们俩之间经常说的玩笑话。就像这句玩笑话一样，天不塌的时候，他很依赖我，吃穿住行好像都要我帮他。我嘲笑他：“没有我你可怎么办？！”可是真正关键的时候，都是他撑住了天，护住实际上内心并不坚强的我。他的担当、坚定给我依靠、信心和力量。

当 Fisher 医生下了权威学术结论之后，他的护士一遍一遍地追问：“孙先生你有没有消化 Fisher 医生的话，你有没有懂他在说什么？”也许是朝辉的平静和乐观迷惑了她，以至于她会一遍一遍地追问。

朝辉打断她的追问，说：“我非常明白 Fisher 医生的话。但是我选择有希望地活下去，请不要再讲这个话题，也不要预估我的生命还有多久。”

生命的权柄在神的手里，并不在医生的手里。医生治病不治命。幸好我们是基督徒，有一位比医生更加权威，更加可靠的信赖。

很多文章都会写这样的话：某某医生预计，他能活三个月，结果一年后还好好的。本来这样的事情是用来鼓励人的，但是本身问题在这里：医生哪里来的权柄做如此的宣判，你的生命还有多久？他是代替神，还是把你这个个体，当成杂乱的统计数字上的中间标准值？

不管怎么说，即使我们选择有希望地活着，Fisher 医生的结论和实际情况上医治方案的可能性，使“死”这个不太遥远的理论更加接近了，成为两个可能性的其中之一，不可避免地存在那里。这不是一个选择题，两个可能性选这个还是那个，而是一个不可控的未来，走向这个，还是走向那个。虽然希望是这个，也有可能是另一个，无可避免。

在亚利桑那州春天火热却不过分浓烈的阳光下，在干旱荒漠上漫山遍野开满了花的时候，朝辉的身体状况一天一天地见好。我们走在远足的路上。辽阔的荒漠帮助我们打开了豪迈开阔的心境。阳光、蓝色的鲁冰花、黄色的罂粟花，帮助我们滋生了轻松的心情。大自然的馈赠都是神对人的恩典礼物。在路上，我们讨论了关于“死”的话题。

不管我花了多少努力，想回忆起那四个英里的路上的谈话，那是珍贵的记录，一点一滴的闪亮火花可能都会有启迪。可是我的大脑还是不可救药地背叛我。那一路，有多少闪光的智慧呀，我只能记起一些片段。

那场谈话是在旷野上发生的。在开阔的心胸和轻松的心情下，发生那样的谈话，虽然是很理论的哲学层面的讨论，但无疑对未来真正的面对，提供了心灵上的准备和哲学层面上的支持。

住在达拉斯的时候，我们的教会是位于购物中心当中的一间小教会。Maurie 是我们在教会的朋友。他的弟弟那时候大概和我们现在差不多的年龄，当时被诊断为渐冻症，ALS。渐冻症是至今无药可医的一种疾病。可以预计的是，在不远的将来，他将失去行动能力，需要以另外一种生活方式来生活，完全依赖于别人。再接下来，他将会逐渐失去吞咽功能和呼吸能力，以一种正常人看来悲惨的方式离开这个世界。一个原本生活正常健康的人，如何接受这样的现实？Maurie 的弟弟没有接受这样的现实。他停止了吃喝。不到两个礼拜的时间，他离开了这个世界。

他是一个基督徒。自杀是不被神喜悦的行为。但他以这种更加温和自然的方式选择离开，是合乎道德的吗？是神允许的吗？

我们讨论的另外一个例子是比利时的残奥会冠军，Marieke Vervoort。她向世界宣告了她决定安乐死的计划，并在40岁的时候实施了安乐死。她说："如同我刻苦训练一样，安乐死让我觉得能掌控自己，并将自己的生命掌控在手中。"

我们谈论了瑞士速死胶囊。死亡过程只需要30秒，避免了死亡过程带来的痛苦。如果一个身患绝症，已经在面对生命终点的人，用这种速死胶囊，减少痛苦，是不是合乎道德的？是不是可以将它看作止痛药一样，让生命更少痛苦更多体面的做法？

我们讨论着这些例子，似乎想从中得到某种启示。但是没有答案，只有困惑。有一点肯定的是，虽然我们俩都知道自杀是不被神所喜悦的行为，但以一个凡人的心，我们俩都不反对和谴责这样的做法，反而认为是值得我们思索的先例。

安乐死在美国是不被允许的。但是在俄勒冈州和加州的某些地方，有一种做法打了擦边球，就是对于末期病人用镇静剂，让病人陷入沉睡。病人一旦醒来，继续用镇静剂，直至死亡。朝辉跟我说他在网上看到的一个人的分享。他给他的妻子用镇静剂，帮助病痛中的妻子死亡。但是中途，他的妻子有一次醒来特别的不安，护士加大了剂量，直到她安静下来，安静地死去。在回到加州的时候，朝辉不止一次跟我说："如果选择安宁疗护，选择一家允许用镇静剂的安宁疗护中心。"那个人的分享，他妻子中途的不安，让我对用镇静剂有所顾虑。死亡，应该也是一个自然美丽的过程，像人的出生一样。人工的干预，破坏了一种自然的美。虽然，我也不知道自然的美，究竟意味着什么。

“濒死体验”在医学上有个专用名词叫“NDE”。不管人在哪个国家，文化背景多么的不同，有过濒死体验，然后重新回来的人描述的经验都类似：脱离身体、悬浮的感觉；完全的宁静、安全、温暖的体验；白色的光。专门写濒死体验的经历，除了来自民间的书，甚至包括医学专著。全球最权威的医学刊物“Lancet”上有一篇学术文章：《心脏骤停幸存者的濒死体验：荷兰的一项前瞻性研究》。一位住在湾区的心理学教授Kenneth Ring，在三年期间，跟踪调查了100多例濒死体验的人的经历，写下一本书《走向欧米茄：寻找濒死体验的意义》。

这些濒死体验的经历者描述的美好，给了我们美好的相信。它让我们相信，死亡的过程，其实不是痛苦的，而是美好的。甚至在朝辉身体感觉糟糕，瞎琢磨“我是不是快死了”的时候，我笑着对他说：“死的时候，感觉应该是很舒服的。如果你感觉很糟糕而不是很舒服，那就不是快死了。”

我在一个叫“笑谈癌症”的微信群里。群里有一个新人，在得知患癌后，便开始连载“死亡日记”，作为他抗癌之路的记录。每次写完一篇，受到大家的纷纷鼓励。有一个人说：“永不言弃！”后面跟着一个斗志满满的表情包。不知为何这句话很激怒我。“永不言弃”，这四个字说得多么轻而易举，多么轻飘飘地没有重量。她知道自己说的这四个字，说的是什么吗？没有过经历，并不能体会到，在有些时候，勇敢的放弃，更需要勇气，更是英雄。

我们还讨论了生命的长短，早就在神那里定好。生命有长有短，它的长短，其实并没有那么重要。

不记得还说什么了，我的脑子背叛我。

那场发生在阳光下，长长的山里远足期间的谈话，为将来和死更接近地面对的时候，做了头脑上的准备。关于死的事情，后来又零零星星说起过很多回，并不是真的不带感情色彩，但是还是理智，有控，有序。那个时候和死亡真实的接触，隔着一道鸿沟，我至今仍无法超越那道鸿沟。

美国医院里，在正常的医疗之外，会根据需要，给住院的病人提供疼痛管理和心理辅导。对预期的临终病人，会提供灵性关怀。灵性关怀的概念起源于基督教，但是医院的灵性关怀，不和任何宗教相关，是跨越宗教的普世关怀。

在 UCSF 住院的时候，灵性关怀师 Olivia 来看朝辉。

这是第一次医院派来灵性关怀师，从中可见他们对朝辉病情的信心。我本以为朝辉不需要也不愿意和这个陌生人说灵性方面的话。因为我们有牧师，我们一直信靠上帝，有教会的支持。

Olivia 个子高高的，鼻子高高的，说话有欧洲口音和不属于美国的欧洲气质。

“你是怎么看待死的？”沉默了许久之后，朝辉突然这样问。

问这句话的时候，朝辉在流泪。

我正坐在窗台上，把头扭向窗外。大窗户的外面，是没有阳光照耀的绿色的林子。这应该是朝辉和关怀师之间的谈话。难得朝辉愿意开放自己，他需要一个这样的倾吐空间。我更乐意走开，给朝辉一个私人空间。

“你是怎么看的？”Olivia 反问朝辉。她并没有提供明确的指导或者意见，基本上，她是做一个倾听者的角色，引导朝辉讲他的想法。但是，她所有的话，都在指向一个方向，直接或者间接地传达一个信息：你将要面对死亡，你接受吧。你现在的问题，只是选择一个好的态度来接受。

我一直面对着窗外。

发现每当不敢面对的时候，我就会作出非常理性非常坚强的样子。我冷酷，甚至微笑地听着朝辉流着泪，谈论他的死亡和他的害怕，还有他并没有说出口的拒绝。

在朝辉结束谈话的时候，Olivia 问我："你是怎么看的？"

我和朝辉之间多年来形成一种微妙平衡的关系。每当我软弱的时候，朝辉就站出来说："天塌下来，有我比你个高。"

我们住在孟菲斯的时候，很开心地买了第一个房子。买房子两个月之后，有一天公司开会，说公司要关闭。第一个跑进我脑子的是"我的房子"！没有工作，交不起贷款，我们就会破产。而 Leo 刚刚两岁。那时候我年轻，压不住事情，给朝辉打电话不说话，光哭。

朝辉说："你等着，我去找你。"他工作的大学，离我的公司有四十五分钟的车程，他直接开车到我们楼下。听到我说，我丢工作了。他放心下来，抱着我，轻松地说："小事，没什么大不了的。"对我来说天大的事，在他仿佛就是轻描淡写，无所谓的小事。天塌下来有他撑着，我也不慌了。

后来，我在国家实验室工作。工作中出现了不愉快的事，我的心理压力很大。朝辉跟我说："你的心不要被这个困住了。你就算不工作了，我也能养你们。你要做自己喜欢做的事。"

同样地，当朝辉软弱的时候，我就会站起来，做他的山东大妞。有一次，我们走在鲤鱼背上。在大风中，他直接放弃了他的背包，因为怕风把他拽下悬崖。我一边鼓励指导他往前走，一边背着我的30磅的包，一边用绳子拖着他的三十几磅的包。

在抗癌的路上，每当他身体软弱或心灵软弱的时候，我就做他的山东大妞，给他拿主意，做他的依靠。

我们俩的关系，就像是舒婷的《致橡树》："作为树的形象和你站在一起。"

他这个时候的哭泣，自然地把我推到了那个坚强的位置。我非常理性，非常有智慧地讲述了我对死亡坦然的接受、无惧和智慧。我相信我的答案是非常完美的。

现在想想，我多么痛恨自己的理性与智慧！在那个时候，朝辉亲身体会了死亡，也许就是不远的现实。而我还隔着鸿沟，把它当一个或远或近的理论。我并没有选择和他站在同一个地方，用同理心、同情心，一起去体会；而是以一种拒绝的姿态站在对岸，想把他拉出来。

实际上我不知道哪种态度更对。我非常强烈地感觉到，聪明和智慧是神对人的惩罚。

在朝辉不在身边的日子，我每天祷告，请求神的原谅，请求神去除我的聪明和智慧，还给我孩子一样质朴的赤子之心。

朝辉的脚冷，我坐在他的床尾，把他的两只脚轮流放在我肚皮上捂热。Olivia 因为我睿智、理性无可辩驳的回答，说不出更好的指导性的话。她说："我看见你们之间巨大的爱。你们之间有巨大的爱（I see tremendous love between you. You have tremendous love）。"她重复了好几遍。不知道是出自于我们对她讲的话，还是指我在给朝辉捂脚的举动。

朝辉怕死，我不怕（理论上）。在我看来向死而生、背水而战，能给人更大的力量。可是自私的，不换位思考的我啊，妄想着这样接受死亡来临的现实，能激励他更努力的活。可是，这种想法对我管用，对他却不。

朝辉和我不一样。他需要花更多的时间来接受一件事。但是一旦接受，就是真的接受了，不作他想，不再抗争，也不再努力。他是一个永远都会站在对方立场讲话的人，所以很多人很喜欢他，喜欢找他讲话，听他的意见。他不会把自己的意愿观点加给别人。而我，更多地是站在我自己的立场，自鸣得意地认为我是多么正确多么有智慧呀，为什么你不听我的呢？在这一点，婚姻这么多年，一直是朝辉包容我。这样想来，更觉得自己罪孽深重，求神原谅我的无知、狂妄、自私、过错，让我能像朝辉那样换位，永远为他人作想。

有一天我发了条消息给 Julia：“将来有一天我会想：it was me who killed him。”

Julia 回复说：“不是你，是癌症。”

我说的当下的这个情形就是其中之一。It was me who killed him。当他因为严峻的事实，面对可能要成为现实的死亡的时候，他害怕恐慌。可是这个时候，我没有与他一起感受他的害怕恐慌，而是站在对岸，像灵性关怀师 Olivia 那样冷酷：“接受吧，这是没有什么大不了的。”

想得再通透、豁达，真正面对死亡的时候，也只会是沉重、不舍。有几个人能笑对？即使能笑对的，焉知不是我这样，笑对过之后，在漫漫岁月里，一点一点撕扯着痛。痛到无法呼吸，可不还是在呼吸？如果痛能真的让人无法呼吸，又该多好。撕扯着几乎要疯了，却不是还没有疯，也不会疯？所以聪明、智慧、理性是神对吃了善恶树果的人的惩罚。

如果可以选择，我和他换位。

朝辉的文字：生与死的思考

生病以来对之有了更多的思考。其实，大多数人，尤其是在安好健康的时候，对死的态度都是避免去想。比如，古人孔子的这句话：未知生，焉知死，其实就是回避去探讨死。但是，人只有对死有了更深入的认识，才能更好地知道生命的意义，而知道怎么活。2021年的奥斯卡获奖影片 Soul 就是这么一个题材。

而我们中国人的文化里面对死是充满恐惧的，在我童年的记忆中，对于葬礼是有极大恐惧的，经常导致噩梦。但我们如果可以抛开文化带来的一些包袱，更多地把人生作为一个过程来思考，也许可以更加平静地来对待生与死。人的一生就是一个有限的线段，有些人会长一些，有些人短些，但它都是一个线段，有个开头点，有个结束点。50年、70年、90年，它们的区别，对于处于这个线段中的人们是有些区别，然而，对于线段之外无限的永恒，它们是没有区别的。这样的来看，其实造物主对每个人都是公平的。不管你分配到哪个线段，不管你怎么去跑，有天都要去面对这个结束点，在这个时候，不管是50岁、70岁还是90岁的人，都会遇到很类似的挑战。

我们常常会听到，某人患了癌症，医生根据统计数字会预计还能活三年，还能活5年之类的。患者听了，也许会感到惶恐。于是我又在想另一个问题，比如根据统计数字，人的预期寿命是

78岁， 那么，一个80岁的老人，根据统计数字他应该马上就死，那他/她是否也会很惶恐。但其实一个80岁的老人，要是一切健康的话，他们会很开心地活。我想这也是“活在当下”的意思，我们还有多少日子，将来会怎么样，我们不知道，对于生病的人和健康的人都是如此，我们被给予的每一天，都应该也可以好好的活，开心的，也努力给予爱。我看了纪录片《我的章鱼老师》，里面的章鱼真是很有灵性，很聪明，也很有感情。章鱼就只有一年的寿命，交配之后生命就会终结，然而，她的每一天都过得很有活力。

西方哲学家苏格拉底在临死前有个名言，意思是说，死没有什么好怕的，如果你是个无神论者，那么死就像没有梦的睡眠，而人活着的时候不就喜欢没有梦的睡眠吗？如果你相信神，那就更不用怕了，因为死了灵魂还在，也许还去了更美好的地方。这句话非常精辟，确实是这么回事。不过呢，这里有两种情况，不是每个人都会满意这样一个不确定的结果的。作为基督徒，我相信后者，但是，还有一个问题：是不是每个人死去后灵魂都会去更美好的地方呢？基督教的信仰是说，不是的，有些灵魂去了更美好的地方，而有些灵魂会去更糟糕的地方。所以这可能就变成一个很重要的问题了。我在微信上常常会看到人们悼念死者，会经常说：一路走好，天堂没有苦痛。我看到了就会想，说这句话的时候，是苏格拉底讲的哪种情况呢，死者的灵魂会去没有苦痛的天堂吗？

英国著名作家 C.S. Lewis 在他的名著《Narnia》中对天堂有个很好的描述。在一个乡村别墅里，Peter，Lucy 等一群孩子“穿越”去了另一个世界，一个很美的地方，海洋、山川、森林；在那里他们历险，也遇见了创造那个世界的造物主 Aslan。在这个系列故事的终篇，Narnia 这个世界，就如其他的世界一样，也要被终结，在这一天，一些被选中的生命进入了一扇门，目睹了自己从前世界的毁灭，然后却发现这扇门中的景象，与自己熟悉的世界有类似之处，却奇妙得多。园中的人告诉他们，其实，你们从前的世界，只不过是这个地方的一个影子而已，有这里的一些形象，却远远比不上这里。

书中的 Lucy 非常喜欢这个地方，而且她非常地喜欢与 Aslan 在一起。因此，她开始担心，她还得回到从前的世界 —— 就是我们这个世界的英国。Aslan 告诉她，这次不用担心，因为，按照那个世界的理解，她是“死”了 -- 她经历了一场车祸。因此，对 Lucy来说，这真是个美好的事情。

这也让我联想到很多人叙述的濒死体验，经常是他们升到了一个明亮而美好的地方，后来又被送回来了。有些人试图用科学来解释这种体验。我相信科学能解释很多事情，但它没法解释全部。如果有灵魂的话，灵魂与这个物质世界应该是两个不同的世界，科学只是这个物质世界的法则，因此，没有办法用科学来最终证实或证伪（证明其不存在）灵魂。而宗教也是这样，它是关于灵魂的，我们没有办法，也不应该用这个世界的哲理（科学，经济学，管理学，处世经验）来理解它，我们只能用心灵来理解它，当我们在这个物质世界的存在接近终点的时候，我们往往会意识到它的重要。我相信基督教的信仰，这个物质世界是有个创造者，如果我们接受他爱他，就可以回到他的身边。

那基督徒应该对死就没有恐惧了吧？我的理解是，基督徒眼中的死更像是坐过山车，我们理性上知道过山车很安全，坐完之后就没事了，还会很开心，但是很多人在第一次排队坐过山车的时候还是会很害怕，因为这是个未知的经历，而且看起来很吓人。我自己的体验，并且也有很多信仰坚定的基督徒告诉我，神会给我们出乎意料的平安，是值得我们一生追求的。

人有灵魂吗?

这原本是一个没有答案，只是人相信或者不相信的问题。有人试图用实验，通过测量体重在死前死后的不同来说明灵魂是存在的。但就如同信仰一样，相信和不信是个人的选择。

亲眼看见朝辉的灵离开，我看见了灵魂是存在的。或者是朝辉用这种方式告诉我，灵魂是存在的。

在医学上如何鉴定死亡？历史上有争议。医学上的死亡鉴定只有两种：脑死亡和心脏死亡。从前是通过心脏死亡作为死亡的判据，后来医学上更愿意用脑死亡作为死亡的判据。因为心脏还在跳动的情况下，器官被继续供氧，这使得器官移植的成功率大大提高。东野圭吾的小说《沉睡的人鱼之家》就是在这个背景下写的。讲的是一个五岁的孩子溺水，呼吸停止过久导致了脑死亡。不愿意接受这个事实母亲，利用高科技仪器帮助女孩呼吸，帮助她活动身体。女孩继续活着，继续长大，外表看上去与常人没有什么区别，除了永远在沉睡。

从看着朝辉的灵离开的经历，我认为死亡应该指灵魂离开身体的一刻，而这个时刻，用现在的医学指标并不能够鉴定。因为科学并不可以检测到灵魂。而我们现代人，过于相信科学。关于科学，我很喜欢 Deepak Chopla 的说法。他写了《身体的自愈》

这本书。我和朝辉一起看过 Deepak Chopla 的演讲，他有西方的科学系统的训练，同时保持着古老东方的智慧。他说：“科学探索的并不是真相为何，而是真相的模型是否成立。而这个真相的模型是基于人的观察、实验、理论、假说等建立的。科学是一个思想体系，就像神学和哲学一样。”

在圣经里，讲到主耶稣的死，使用的是“呼出了最后一口气”（“Let out his spirit”）。

我们的好朋友 Dori 曾经跟我分享过她亲身的经历。Dori 从小跟着爷爷长大，和爷爷感情非常亲密。她 18 岁那年，有一天她的爷爷突然心脏病发作，从床上摔下来。Dori 学过 CPR 和急救的处理。她打了 911，然后给她爷爷实施 CPR，尝试救爷爷。就在做 CPR 的当中，她突然抬头，看到爷爷的鬼魂在她的上方盘旋，然后，从门那里出去了。她知道爷爷走了。

因为知道 Dori 是一个多么朴实和诚实，不会夸大其词的人，所以我相信 Dori 讲的亲身经历是真实发生的。

我目不转睛地看着朝辉，我想看到他的灵魂离开的那一刻。

从前一天开始，朝辉就一直在沉睡。他的呼吸节奏变得非常缓慢，一分钟大约呼吸三次。每两次呼吸之间的间隔很长，一天一夜都是这样。

早晨的时候，天亮了。从关闭的窗帘透了光进来。我坐在朝辉身边的凳子上，握着他的左手，看着他的沉睡，他的缓慢呼吸。

我先注意到，这一口气停顿时间有点过于长。我拿出手机，打开计时器。计时器显示5分钟的时候，他还是保持着同一个姿势，没有换下一口气。我给我们的好友玉超打电话，让他带孩子们回家。孩子们正在索诺马大学参加教会的退休会，离家有一个小时的路。

等待孩子们回家的时候，我喊朝辉，劝他说：“你喘口气呀。”他不理我。

我试着做人工呼吸想帮他，但是他张大着嘴漏风，不管用。

他始终保持着睁着眼睛，张着嘴巴的状态。我想：“这么久没有呼吸，他是已经走了吗？”

我给陈光牧师打电话。牧师说：“如果他的眼睛没有合上，那就是他还没有走。”

我尝试合上他的眼睛。但是他又是那副倔强的样子，只要我合上，他马上就睁开。

门口出现了纷乱的脚步声。我们的朋友玉超带着孩子们回来了，急匆匆地进门。就在他们进门看到爸爸的时候，朝辉的眼睛闭上了，嘴巴也合上了，他的脸上是非常安详，非常甜美的表情。

我知道是在那个时候，他的灵等到了孩子们，于是在那个时候离开了。

我们曾讨论过濒死体验。大多数经历过濒死体验的人，都提到过感觉很舒服，很美好，宁静、安全、温暖，会看见白色的光。我看见朝辉安详甜美的表情，我就想，当他的灵离开的时候，也就是跨越生死之界的时候，他一定经历了别人描述过的舒服和美好。

后来很久，玉超肯定他还是有微弱的心跳。再一个小时后，安宁疗护的护士来到家里，他还是有微弱的心跳。护士解释说，这是非常正常的。心脏因为惯性，还是会继续跳动。

如果不是有灵魂，我无法解释这样的过程。

因为我是基督徒，我相信人死后有灵魂。然而亲眼的所见，让我十分确信。

《寻找人生意义》这本书的作者 David Kessler，作为丧亲悲痛的理疗师，接触过无数临终病人。他说，很多人都会在临终前看到已经去世的人。人们称之为"临终幻觉"。在他们"丧亲悲痛理疗"学术会议上，正式会议中从没有人触及这个话题，反而是在吃饭的时候，非正式的聊天中都很愿意聊起这方面自己经历的例子。这是很有趣也很普遍的现象。David 说："婴儿出生的时候，会有爸爸妈妈和别的人等待着，欢迎一个小生命来到这个世界。人死亡的时候，会不会也是一样的情形，在我们看不见的那个世界，也有死去的人在那里等待和迎接？"

游叔叔说："圣经里是这样说的。"很庆幸，他在外婆在世的时候为外婆传了福音，她信了主。想到朝辉最爱的外婆在那边接他，我的心里得了很大的安慰。

让我迷惑的另一件事是：我不知道是怎样一个信号，让身体启动系统性的关闭过程。我知道的癌症患者的死亡，最后都是死于某种原因。比如一个肠癌群友死于脑出血，同时血小板过低无法止血。微的先生是肝昏迷。癌症本身是不致命的。朝辉身体的各种状况都不是致命的，但是好像某一个时刻，身体决定启动死亡过程，全身的机能，开始一点一点退缩，直至最后。

游叔叔说，他认识的一个108岁的老人也是这样。他无病无痛，但是有一天突然说："不要吃饭了。"于是身体各项机能开始关闭，很快人就走了。

朝辉离开以后，Kim 和 Brad 从达拉斯飞到旧金山来陪我。Brad 跟我说："我的医生朋友告诉我，出生和死亡是最奇妙的两件事，人不明白。一个婴儿来到世间，他是如何得知一个信号，开始呼吸的呢？同样的，自然死亡的过程，身体又是如何得知一个信号，开始死亡过程的呢？"

在美国作家 William Faulkner 的小说《我弥留之际》中，医生 Peabody 的陈述这样说道：

"我记得我年轻的时候相信死亡是身体的一种现象；现在我知道这仅仅是灵的一种功能——以及那些遭受丧亲之痛的人的灵的功能。虚无主义者说这是终结；原教旨主义者说这是开始；而实际上只是一个租户或家庭搬出公寓或城镇。"

我很喜欢他的说法。我现在相信，人的死亡与出生一样，不是身体的现象，而是灵魂的过渡状态。

论痛苦

小时候，我住在一个小渔村。隔街的邻居德作爷爷以打鱼为生，他解放前出生，不识字。我妈妈说：“别看你德作爷爷没文化，他却说出了非常深刻，非常有哲理的大实话。他说：‘人活着就是为了遭罪的，不遭罪活着干什么？’”

C.S. Louis 说出了类似的话，只是用了更优雅的反向说法。他说：“如果你拒绝了生命中的痛苦，你也就拒绝了生命本身。”

痛苦和爱是相伴而行的，如果不是那样地深爱着，也就不会如此地痛苦着。然而有人愿意为了避免痛苦，而拒绝相爱吗？也许有人会，比如李叔同。39岁的李叔同看破世上无非多痛苦，不辞而别遁入空门。他从此拒绝了尘世间的爱，但他也不过是变为弘一法师，换另外一种方式爱这个世界，直到在临终写下最后两个字：“放下”。

爱过，被爱过，痛苦过，被安慰过，这样的人生才算是没有白白的过。

为什么会有痛苦？我不知道。但是在经历了痛苦之后我开始理解了最初程菁和义牧师对我说的，但被我拒绝接受的话：

“这些痛苦是被神所允许的。”

“这痛苦，不是白白地发生的，是有原因的。”

在得知朝辉患癌的消息后，我们在达拉斯教会的牧师Wayne McDannald在第一时间给我们寄来《The Goodness of God》这本书，还很贴心地寄了两本，让我和朝辉可以同时读。薄薄的只有117页的书，我花了一年的时间才读完，因为读得艰难。它意味着很多放下。在最初的拒绝、抗拒、斗争的情绪里，是很难接受“自己在经历苦难”这样一个事实的。一直都试图作一种不服输，努力抗争的姿态，渐渐地开始从这本书里得到安慰和信靠。

人们在问这样的问题：“为什么是神所允许的？不是神爱世人吗？我不被他爱吗？”但是令人吃惊的是，相比起没有经受过苦难的人，往往是遭受越多苦难的人越是相信和信靠神。对祂的寻求难道不是神允许痛苦发生的一个原因？

癌症，对于正处在中年，过着平静无忧的家庭生活的我们，这个消息如平地惊雷晴天霹雳。第一时间我告知并寻求帮助的，不是父母，不是好友，不是医生朋友，而是刚刚来到我们教会不久，和我们并不十分熟悉的牧师陈光。陈光牧师和惠娟师母在第二天一早就过来探望我们，约在伯克利海边。陈光牧师反复说的一句话是：“这时候一定要紧紧抓住神，这是唯一可以抓住的。我不知道这一切为何会发生，但我们会一起走过。经历了这一切回头看时，我们会明白神的心意。”

一直在教会生活中若即若离的我，在第一时间想到寻求帮助的，却是牧师。这本身是不是已经在说明了一件事情，一个意义？

陀斯妥耶夫斯基被送上了断头台。就在他即将被砍头的前一秒钟，戏剧性地，也是沙皇娱乐自己编排的如电影中的场景，一个人大喊“刀下留人——！”他被赦免了死亡，随即被送往西伯利亚流放地。沙皇娱乐自己的这一幕，显然给年轻的陀斯妥耶夫斯基心理造成了一生难抹的创伤。但是伟大的作家、思想家把这个严重的创伤转化为深邃的哲学思考，写进他的小说《白痴》。在去往西伯利亚之前，陀思妥耶夫斯基写信给一个送他福音书的政治流浪犯的妻子。他这样写道："不是因为你的信，而是因为我自己有这样的经历和强烈的感受。我要告诉你说，在这样的时刻， 一个人对信仰的干渴如焦干的野草，他且会准确地寻到。因为真理在不幸中发光。"

在亚利桑那治疗期间，我们住在助愈之家，属于慈善机构。有一次新住进来一个老太太和儿子。儿子是患者。他们是看上去像是墨西哥或者危地马拉的移民。老太太打扮得非常精致，经过岁月的脸上画了精致的粉妆，戴着闪闪的首饰，挎着画满 Gucci 品牌标志的包。她的英语讲得不算好，有很重的口音，但能基本交流。儿子开了辆很新的黑色奔驰车。

大概因为所有住户中，我在厨房呆的时间最多，被人见到的机会也最多。搬进来第二天，老太太就问我："下个礼拜四，能不能开车送我儿子去医院？"她用不太好的英语解释，我终于明白：她的儿子因为要麻醉不能自己开车，而老太太不会开车。

离下个礼拜四，时间还早，我们自己的行程到了周末才安排，时间上，我完全可以帮她。我说："没问题。"

老太太对我感激地笑，满脸的开心和慈祥，说，"谢谢，谢谢，我可以付你钱。"

我说："不用不用，我们住在这里的人本来都是相互帮助的。"

第二天，老太太又找我，显然像一个母亲一样总是不放心，她问我:“说好了，明天送我儿子?”

“明天?不是说下个礼拜四吗?”我一听傻了。随即我明白过来，因为老太太英文不是太好，可能不知道英语的习惯，下礼拜四是指一个星期后的礼拜四。如果是这个星期的，说法是这个礼拜四。因为朝辉每天都有治疗，他的治疗时间都是事先安排好一个礼拜的，而这个礼拜四我需要送朝辉。

老太太的脸色一下变了，和蔼的笑容不见了，像是要和我吵架的样子:“你已经说好的，你不能反悔。”

我也是一个妈妈。母狮护崽的凶恶，比起母性光辉的美好，更让我感动和同情。因为我也是如此。有很多次，我为我爱的人，凶巴巴地毫不让步。在朝辉的治疗中，发生很多次，我凶巴巴地跟保险公司、药房、护士发生争执。但凡这个母亲再多一些能力，谁不愿意优雅，谁不愿意对人和善，且因为帮助了人而心有美意?因为我做母亲，所以我懂她的凶，比另外一些友好温柔，更令我动容，并且尊敬。

我想象，还未经历过痛苦的我，此时可能会是另外一种态度:“你怎么这么自私，都不会站在我们的角度想想！”这样想的时候，我顿时感到了心灵的痛，曾经是骄傲的我，认为自己很重要，自己的想法很正确，满身正能量，我对自己有一种不堪回首的悔恨之痛。

也许苦难的另外一个意义在此。不经历又怎能深层地理解经历苦难的人?

开车送她的儿子去诊所，在回来的路上，老太太絮絮叨叨地跟我说:儿子需要做肾移植，这次是来做检查，合格就可以排上队等肾源。他的儿子没有妻子，她还有两个女儿，也不愿意照顾。所以只有她一个人照顾儿子。

那些生活中的强者，从未经历苦难的人，是永远都不会真正触及到身处苦难中的灵魂。而往往，来自于生活中强者的建议和忠告，出于他们强烈的想要帮助的好心和愿望，带来的刺耳伤害，超过了他们所能带来的安慰。若非如此，身为神的儿子，耶稣为何要走下神坛，化身为人，经历试探、苦难和磨练？

希伯来书第二章18节说："他自己既然被试探而受苦，就能搭救被试探的人。"耶稣要搭救被试探的人，他自己首先被试探受苦。如果不被试探受苦，又如何搭救被试探受苦的人？身为神的儿子大能的耶稣尚且要如此做，何况世上力量渺小的我们。

在朝辉的追思会中，我做结语选择的是这一段经文：

"愿颂赞归于我们的主耶稣基督的父神，就是发慈悲的父赐各样安慰的神。我们在一切患难中，他就安慰我们，叫我们能用神所赐的安慰去安慰那遭各样患难的人。"（哥林多后书1: 3-4）

经历过苦难，我们便能够帮助正在经受苦难的人，这是神安排的，难道不是吗？

何为生命的尊严?

朝辉在重症监护室，命悬一线的时候，皖平对我说:“如果他要走，你就让他安心走吧。朝辉是个体面人，你想让他有尊严地走，你也不想他走的时候满身插着管子吧? ”

我很惊讶。满身插着管子就是没有尊严吗?

守护朝辉最后的日子，我非常深刻地意识到：不是的。

生命的尊严，不是身体的无力，不是大小便失禁，不是因为病情不得不袒露身体，而是：即便在身体没有能力的时候，个人的意志仍然被尊重。

对自己身体状况、生命状况的知情权，也是对个人意志的尊重，是尊严的一种。我惊讶地发现，这方面，在美国和在中国几乎持截然相反的观点。在美国，如果发现病人患了癌症，医生首先告诉病人，然后，依据病人的意愿，选择要不要告诉家属。而在中国，如果发现病人患了癌症，在大多数情况下，医生会喊家属来，要跟家属讲话。一旦医生要喊家属来，病人心里就可以胡思乱想了。

有些家属选择对病人隐瞒病情。对这种好心的做法，有的病人不愿意想太多，欣然接受，而有些病人就很无奈。

朝辉的亲人得了重症肌无力，也称作“渐冻症”，ALS。他的呼吸肌开始出现问题，这是重症肌无力发展到后来阶段的情况。这时候，需要做决定是不是要切气管。切气管之后的生活质量可以预见。何况，病人已经是八十三岁高龄了。他的妻子因为爱的缘故，说：“一定要切。”然而，没有人问病人自己的意愿，虽然渐冻症不影响思维，他完全意识清楚，可以自己做决定。亲人为了保护他，连得的是什么病都不告诉他。我觉得病人好可怜。自己的生活，都不能自己做主。这是有关生命的尊严。

还有一种常见情况，对于久卧病榻的病人，照顾者说话的口气，常常是呵斥的口气。我认为，这也是没有尊重病人。好像身体有需要，就要牺牲心灵和精神的需要而得到。

最后一次在急诊，医生来的时候，朝辉想同医生说一些什么话。那时候，朝辉已经出现了语言障碍，表达一个意思，需要花比较长的时间。要很多的耐心，最后他会说出他想说的话。但是医生显然意识到朝辉有表达问题。在朝辉努力说他想说的话的时候，医生很有礼貌地微笑，但显然是在应付：“哦，是，是。”然后，转过身，对着我说话，假装朝辉不存在。医生转过身时，朝辉落寞的表情，让我很心疼，也很受伤。他的语言表达出了障碍，但是他的思想还是很清楚。他会被伤害。

正常的人，常常对于身体有缺陷的人，没有那么大的耐心。

我认为，尊重一个人的意志，是对一个人最大的尊重。这是生命的尊严得到了尊重。

我一直都会问朝辉的意思。他说不出话的时候，他会点头，表示同意。他不点头，就是不同意。

他有时候，走到门口的桌子那里，扶着桌子站一会儿，吃点布洛芬或者吃点东西，喝点水。有时候，走到桌子那里的时候，他的脚会往门口的方向偏。我就知道，他是想走去厕所。他手一抬，我就知道他是要找到我的手。我一握他的手，就知道他要翻身，还是要坐起来。

什么大小便失禁，不能走路……有人谈论起这些，会说一个人活得没有尊严了。我认为，这些，都不重要。朝辉也不在乎。生命的尊严，在于个人的意志得到尊重。

生命中的热爱

乔布斯去世后，流传一篇以他的口气写的鸡汤洗脑文，宣称是乔布斯临终前的信，告诫大家什么才是真正的重要。在信中，他为他做事而忽略了家庭、身体而后悔不已。生病以后我和朝辉讨论过这篇文章。我们是不信的。因为用我们的亲身体验去想，我们认为这篇文章是一个没有经历的写字人臆想杜撰的。我们钦佩乔布斯，不是因为他的成就，不是因为他缺乏同情心的人格缺陷，而是因为他有真正的热爱，并且坚持他的热爱。为了在家里做一个完美的厨房，他在车库用一个暂时的小炉子凑合着做饭，这样过了好多年。为了他心中的热爱，他一点点都不凑合。也是为了他心中的热爱，可以非常凑合。这个热爱是心灵上的东西，是骨髓里的东西，是来自神的呼唤，和世界上的功名利毫不相关。热爱常常带来功名利，毋庸置疑，但这不是关键，而是本末。

原先我期待，在经历生死的时候，人会变得非常的深邃和智慧。然而我在我自己身上失望了。朝辉正在经历，也许他会有更多智慧？

然而他还是那个普通平凡的他，没有成为一个智者预言家。可是有一点变化我看到了，他原本就是一个看事情看本质，通透的人。生病以后他变得更通透。他是一个温和的，愿意妥协的人，因为他温和的，乐于取悦人的个性，有时会委婉不肯伤人面子，或者伤人感情，这显得他很不直率。这一年，他看事情变得更犀利。往往我还在迷惑当中，他一针见血地指出问题的关键。因为不留情面，他看本质的时候更清晰，独到，深刻。

如果不是出于本心的热爱，追逐的是外人眼里的功名利，总是会后悔的。虽然说，在人生的最终时刻，真正有关系的、在乎的只剩下爱和家庭，但这并不意味着一生的内容就只要老婆孩子热炕头，只要有爱就足够。在最后的日子里，人的心里都会为自己的一生做一个总结：我的一生满足吗？后悔吗？

Leo 在爸爸的追思礼拜上，为爸爸的一生做的总结：

“他告诉我，他的一生很满足没有后悔。他来到了美国，养了一个家庭，开了一个公司并且成功，献身给神。他的一生47年虽短，但是他成就了很多人几生才能成就的事。”

2011年四月，朝辉去弗吉尼亚出差。在不写信的年代，给我写了一封信：

My little sweet sweet,

今天是 cub scout 活动吧？家里好像没人。今天我比较爽，上午去一个小镇，晚上去同事Bob家。

Bob 给了我们一个地址，就是出了城，这里拐那里拐，然后说他家的 driveway 比较长。车很快就开到了一条乡村路，弯弯曲曲，但也是柏油路，两边已是典型的乡村景象。然后拐上了一条较小的土路，开始坑坑洼洼了，又开了一会，越过了几个乡村小房。好像是到了，信箱上是他的名字，前面有个gate，竖了个木牌，好像也是他家门牌号。可是望里一看，是个很陡的下坡小路，再望远一看，哇，接着是一个更陡的上坡，坡后就看不见路了。于是纳闷了，这就是他们家的 driveway？可是他的房子在哪？附近转了转，什么人也没见到，别的也没有路。也许……那就上这路看看吧？

于是上了车，咬了牙望下冲，然后捏着汗向坡上冲。到了坡顶，往下一看，不好，这个下坡更陡，而且有刚才的三倍高。没有办法，只好硬往下了。于是这样又上下了两回，到了一个拐弯处，可是房子在哪呢？再往前是个很窄的路，且是个很大的拐弯，拐到山后就不知去哪了。这样的坡，不是很有把握，算了，还是回头吧。于是，咬牙冲回去了。到了路的另一头，终于见到了好些别的同事，大家都在那犹豫。最后决定，拼车，乘老板的车，马力比较足。

于是原路返回，经过我刚才经过的路，上了我没把握的那个弯道。待一拐弯，往上一看，一个山顶木屋赫然出现在眼前。原来刚才我已经就在它脚下了。主人正坐在甲板上，居高临下地含笑看着我们呢。

房子很大，完全是由木头 log 垒起来做的墙，木头的甲板延伸到山坡上。走进里边，都是木头的，宽敞而大气，客厅的台灯是个悬挂的大梁，亚麻布串了一圈，几个大窗户，把周围林子和群山展现无余。房子基本是这附近的最高点，blue ridge mountain 的起伏就在眼前。

我问 Bob 你是在乡村长大的吗？他说他是在加州的 Sacramento 城长大的，但父亲是山里的 farmer，加州让他怀念就是那些大山。心里很有些感想，如果喜欢一样东西，用心血来建造它，是美好而且值得的。平凡生活中的那些顾忌，不能遮盖了我们的想象力，也同样不能挡住我们对不凡和美好的追求。

love you，

我们后来做的事情，好像都是起源于这封信。它鼓起我们在平凡生活中的勇气，让我们追逐不凡和美好。

2013年初。我们告别了安逸的生活，开始了创业、搬家的奔波。

那时候，我们住在达拉斯。朝辉是软件工程师，我是机械工程师。老大上小学，老二上幼儿园。周中朝九晚五，周末孩子活动，假期旅游。生活稳定，经济宽松，过着典型的中年、中产、中部、中国人生活。孩子的大学学费，我们的退休金，人身保险都有条不紊地稳步按计划进行着。一生的财政计划都在掌控之中。

朝辉在复旦大学的同窗好友林盛榕，鼓动他辞退工作，搬家到湾区，一起创业。湾区有更好的投资环境。很多初创公司在这里，很多资本在这里。

这是一个家庭的纠结。有一种在计算中常常被忽略的成本叫做机会成本。如果退回几年，没有孩子，没有家庭，大概就会二话不说，来一场说走就走的创业。因为机会成本低。可是在这样一个家庭美满，衣食无忧，国泰民安的生活状态，做出这样的决定，有可能是在生活上一步回到解放前。

朝辉说，他当年是怀着真诚的理想报考生物的。学生物，解医理，从根本上治病医人，是他从中学时代开始就怀有的初心。这么多年，一路学习，出国，为工作，为生计，竟与其初心渐行渐远。他被鼓动的，不单单是盛榕跟他描绘的大饼，更加是点燃了他深埋心底的初心理想。 他一会儿兴致勃勃，激昂澎湃，一会儿忧心忡忡，担心未来，决计不定。我们从周一谈到周日，从夜谈到明。各个方面，各个考虑。作为有家庭有担当的一个成熟的人，用尽思虑，依然犹疑不决。如果失败了怎么办。原本在异国他乡，生活不易，打拼至此，怎轻言放弃？放弃舒适安逸，去一个完全陌生的地方，经济压力、孩子环境适应、老婆工作，一切都是考虑因子。

他在2011年的那封信里写道："如果喜欢一样东西，用心血来建造它，是美好而且值得的。平凡生活中的那些顾忌，不能遮盖了我们的想象力，也同样不能挡住我们对不凡和美好的追求。"

朝辉听从了心里的声音。他告诉我说："如果我不去做这件事情，60岁的时候，我可能会后悔。可是如果我做了，且失败了，我还有机会，重新找工作，重新开始攒孩子大学学费我们的退休金。"

思虑太多，终是无用。经朝辉这样一个说法，决定就像清水豆腐，干干净净清清楚楚。

朝辉辞了他的工作。六个月后，我辞了我的工作，卖了房子，拖家带口，背井离乡，一路西行，开始了蜗居湾区小黑屋节衣缩食的日子。

三年的时间，朝辉的公司经历了天使投资、A轮融资、B轮融资。公司员工从两个人，到三个人，到五个人，到两百多人。

心中怀有热爱，并且为它采取了行动，做了，人生便值得，且无悔。

心中的热爱，不单单成就人生的事业，也在生活的点点滴滴中，让生活变得美好。

年幼时，看《长袜子皮皮》。我太喜欢长袜子皮皮了，她是一个满脸雀斑的小孩。我也是一个满脸雀斑的小孩。她有一个树屋，让我羡慕和向往，直到变成我的一个梦想。太久没有实现的梦想，留在心里，变成了一种执念。

我们买的第一个房子在孟菲斯，我第一眼是看中的是院子里的大树，能搭一个树房子。但是，买了房子两个月以后我丢了工作，不得不卖房子搬家。搬家到湾区的时候，我和朝辉商量着，将来在森林里买一块地，离房子100码的大树上，搭一个高高的树屋，有软梯通到地上。地上有一小片灌木丛，里面藏着一个小小的入口，走进去，是隐蔽的地道，一直能走到家里去。

梦想和现实碰撞的时候，我折中。我们在Albany买了一个钟爱的老房子。院子里有一棵看起来不大不小的枇杷树。

也许是我说了太多次树房子，搬进老房子的新家以后，Andy天天吵着要树房子。在我没有时间理他的时候，他自己拿来几根木头，一个梯子，靠树搭着，踩着鸡笼子，上到梯子高处，高高地坐着，做着他的树房子的梦。

我搁置了所有其他装修工作，动手搭树房子。经过几个周末的努力，儿童的梦想实现了。不，应该说，两代儿童的梦想实现了。尽管这只是简易版的树房子，结在小小的枇杷树上。并且没有一个树洞，能沿着从地下密道走到房子里。但是，在心里存了几十年的梦，终于可以放下了。

孩子们正是喜欢树房子的年龄。常常有一群孩子爬上爬下。有时候，我躺在树房子上看书，树荫的遮蔽下，抬起眼，能看到Albany 小山，看到傍晚时分，从海边升起的雾气，慢慢地漫过山顶。有一次和好朋友凌辉坐在树房子上喝茶。虽然只是爬一个梯子的距离，但是好像把我们带到了远方。那次喝茶，不知为何在记忆中尤为深刻。包括那次喝着茶的谈话。

这个夏天清凉
搭一个房子吧
让它结在树上
你玩耍 我浪漫
你梦想 我实现
你的笑容 我的灿烂

现在，孩子们长大了，不再爬树房子了。树房子变成街上过往小孩子的羡慕。常常有小孩子经过，妈妈伸手指给孩子看，说："看，树房子。"

2016年的有一天半夜，我被朝辉推醒：

"我做了个梦，怕明天醒了就忘了，就叫醒你告诉你。"他迷迷糊糊地说道，"我梦见我们家房子外面的篱笆墙是一根根的树桩插起来的，很自然，很乡村的那种……."

就像我想要一个树屋一样，他想要一道充满泥土味道的篱笆。

为了他的这个梦，我去寻找，能插成篱笆墙的一根根树枝，或者一根根竹竿。我去了 Home Depot， 当地的园艺店，请专业的园林设计师，上网找资源…… 要真的付诸实施的时候，我丈量着梦想和现实之间的距离，感觉着似曾相识的无奈。

没有可能找到需要的材料，只能决定买 Home Depot 的木条，订普普通通的方方正正的篱笆墙。人到中年的无力感，向我扑来。年轻时代，想做就做，想走就走，只要敢想，没有什么不能实现的，那个激情澎湃的时代，竟然是远去了。我屈就现实，不是买我最想要的，而是买最合适的，最有经济说服力的。在很多事情上，这么样地屈就着。

这种无力感，突然连带了生活上的悲观和沮丧。追求梦想的年轻时代逝去，就很难再追求梦想了么?

这时候，邻居请人来修剪门前的大树。近百年的老树了，是某种红木，截下来的枝条都很粗壮，截面处，是漂亮的红色纹理，散着某种中药味道的清香。能用来做篱笆墙吗?

排了几根，竖起来一看，美得心里凛然一震。我看到了朝辉梦里的篱笆墙。拙朴的质感，深沉的色调，夹杂其中苍苍点点淡绿色的青苔，美得像艺术作品。

梦想，居然也是可以实现的。突然之间，连带了整个生活都充满了美好和希望。

篱笆墙做好以后，不时地有路过的车停下来，只为了看篱笆墙。有人夸赞说："非常伯克利（It's very Berkeley）"。邻居老比尔端详着篱笆墙，对我说："You are a fearless woman. You do whatever you want."

有什么意义呢? 这些简简单单小小的事情，构成美好和不凡。一路走一路有美好，有对生活的热爱。梦想实现处，生活恬静而美好。

在任何时候，都不要失去追逐美好的勇气。朝辉在病重的时候，更加清晰地跟我阐述了这一点。在只要能走路的时候，他就享受走路。不能走路的时候，他很沮丧地说："这点儿享受都没有了。"但是，即使忍着痛，他也会走到院子里，用很多很多的垫子垫起来坐一会儿，晒在阳光里。最后的日子，不去院子了，他每天的享受是去沙发坐一会儿。他倔强地一定要去，即使从床上到沙发这一路，要忍受疼痛，困难得如千山万水。每天，都有一点对生活小小的享受。

抗癌的指导中，都忘不了一点：每天锻炼身体。如果问我，每天锻炼对抗癌有用吗？我会说，有用的不在将来，而在现在。享受每次走路，每一个运动，这是对生命本身的热爱，没有将来的目的和有用性。What we appreciate, appreciate. 朝辉在这方面可以称作典范。在他的生命里，一直都在追寻一种美好。

因为朝辉的清晰，对心中热爱的清楚认识，在儿子大学的学校选择上，他给 Leo 做了很好的引导。Leo 在 UCLA 和 UC Berkeley 两所学校之间犹豫不定。虽然我们知道，这两所学校选哪个都是好的，但看得到 Leo 选择的艰难。所有的朋友，包括 UC Berkely 的学生家长和 UCLA 的学生家长，全部建议 Leo 选 UCLA。校园好，吃得好，离家远（他喜欢的），可以顺顺当当地念他喜欢的 CS。他预先做了去 UCLA 的决定，我和朝辉从亚利桑那飞过去陪他看校园。去了校园以后，我们都沉默了。校园很好，学校宿舍很好，什么都很好，找不出不好的地方。之后，Leo 自己看了 UC Berkeley 校园。

看完，Leo 打电话给我们。他说："从书面上比较，UCLA 比 UC Berkeley 在所有的方面都更好。我应该选 UCLA。但是，你告诉我，要我听从心底的声音。看了 UCLA，我的感觉是：'很好，我不介意在这里学习生活四年。'但是看了 Berkeley，我的感觉是：'我为将会在这里渡过四年感到兴奋。'"

这，就是心底的微音。那个微音，除了你，谁都听不到。为学校的选择，爸爸和 Leo 有过很多的长谈。爸爸教导 Leo，什么专业赚钱、排名，那些都不重要。重要的，是跟从你的热爱，聆听心底那微音。

欲望，很容易被和热爱混淆。喜欢一个东西，一样事情，可以是出自欲望，也可以来自内心真正的热爱。我的杂念太多，其实我并不确信自己是否时时都能明辨。但是，朝辉将之分辨的很清楚。因为他没有任何欲望。通常男生都有自己喜欢的东西，如电子产品、车、帅气的鞋子……朝辉对物质上的东西，包括美食，都没有任何欲望。我甚至为此抱怨他乏味。但是，当不被欲望干扰，理想就尤为清晰。与其说这是一个很好的品德，不如说这是上天赋予他的礼物。他热爱他的生物学基因研究。他热爱写程序，搭漂亮的框架，在漂亮的框架下写简洁得聪明的代码。他热爱他的信仰，心思单纯地读经做事奉。

朝辉热爱音乐。朝辉说，孩子们的钢琴老师 Chip 是真正的艺术家。我们听过 Chip 的音乐会。他弹奏的贝多芬的《月光奏鸣曲》，让我们领会到怎么样是“美得令人感到痛苦”。也让我们理解什么叫做“最好”。Chip 并不是著名的艺术家。“最好”不需要跟别人比较而得到，而是来自内心的表达和原创。这种“最好”，无人可超过。

朝辉走，Chip 很难过，他们俩之间有一种特别的默契。Chip 说朝辉的性格和思考方式总让他想起他的弟弟。

朝辉对音乐的感动写在他2020年的一篇日记里。

雨、花、音乐、语言

感谢 Leo 给我们家带来了音乐。一生中第一次如此亲密地经历到音乐，它们真地触及灵魂。拉赫马尼诺夫的C#小调前奏曲，Leo爱不释手。他练习的时候我总在旁边听。乐曲充满了激情，一步步地进入最高峰，骤然回到了平静。你要问我听到了什么，我无法用语音表达。可是，Leo起身看到我在聆听，我们眼神相交的一刹那，我们感觉到了我们在经验同一个东西，那个美好的、心灵深处的东西。温文尔雅的 Leo，我看到你内心世界的火热。

年轻的拉赫马尼诺夫作此曲之前，有一个梦，梦到他在大草地上跟随几个黑衣人，走到跟前，看到地上的坑里，躺着他自己。听到这个曲子，我感到与作曲家跨越时空的交流：人生和世界充满了激荡与冲突。何尝不是2020年开端的这几个月呢？

在这个时间里，我们看到语言不再是人类交流和相互理解的载体，它成为争执的棋盘，成为一个歪曲事实的工具，成为一些人操纵别人意识与情绪的武器。也许我们该远离语言，让音乐成为我们之间的媒介，它只述说我们的心灵。

Leo的钢琴老师 Chip 是一位钢琴家，也是我们一家最爱的钢琴家。月光奏鸣曲是大家熟悉的曲子，在夜晚听来，打动人心。Chip说，这个曲子充满了痛苦，it's dying. 也许在我们心灵深处，我们都充满了悲伤，音乐在唤醒我们的compassion（同理心）。

Chip 告诉我一个有名的说法，Sorrow is the greatest genius of Slovic music. 忧伤是斯拉夫音乐的最伟大的天才。当我们听柴可夫斯基的音乐时，常常听到这样的忧伤。上周看安娜·卡列尼娜，我们同样感受到另一位伟人的忧伤。那是对世上辛劳的人们的compassion.

昨日旧金山湾区下了绵绵细雨，雨后的黄昏我在邻里散步。被雨水滋润后的街异常清净，树梢上挂着水珠，桃花与樱花静静地等你。世界被按了一个暂停键，周遭的嘈杂，我们内心的烦躁似乎也被暂时地赶走了。此刻如同演奏肖邦的雨滴前奏曲。家家户户安静地呆在家里，门口都亮着一盏温暖的灯，似乎在欢迎你、向你问好。透过窗口，你看到每家人，要不全家聚在一起吃饭，要不爸妈与孩子一起做饭。肖邦的音乐是美丽的，就如我那时的心。当我们暂时地不被这个世界驱使，我们回归了最美的东西。

也许多年后这是我们的孩子们难忘的时光。

朝辉是一个极其简单又热爱生活的人，像一棵干干净净的树，长在阳光里。他说，他的一生没有遗憾。我想，一定的程度归功于此：认清心中的热爱，做心中热爱的事，没有将时光蹉跎浪费在无谓暂时的欲望里。

我们的孩子

朝辉确诊的时候，Leo 16岁，Andy 11 岁。

我们没有第一时间告诉孩子们这个消息，因为Leo的SAT考试在即，准备考完了告诉他。我带他去离家8小时路程的考场去考试。开车回来的路上，我告诉了Leo这个消息。

沉默了几分钟之后，Leo跟我说："为什么我是最后一个知道这个消息的？我的朋友都知道。"

是教会关心朝辉的朋友，告诉了他们的孩子，他们的孩子来安慰Leo。

Leo说："我不希望被隐瞒。"

回家以后，我也告诉了Andy这个消息。Andy低头不语，抬起头说："我早就知道了。因为我看了在客厅里的纸。"朝辉的诊疗书就放在客厅的桌子上。

从那以后，虽然我不会把所有的细节都详细地告诉孩子，但是他的病情变化，我会不时地给孩子们说一下。

从亚利桑那回来，住回了家里，我跟孩子们说："没事的时候，去陪陪爸爸。"

有一些时候，他们会坐在朝辉的身边，安静地坐着陪他。

有时，我会让孩子帮爸爸做一些事。不是我需要他们，而是我想到，在他们的将来，不会留下遗憾。

他们陪了爸爸，为爸爸做了事情，也见到了爸爸一天一天虚弱的样子，有了一个慢慢的告别。这些，都会帮助他们，更好地处理对爸爸的哀思，在未来的路上更不易受伤。

有一天我在睡午觉，Andy 的哭声把我吵醒了。Andy 坐在沙发上，朝辉的身旁，大声地哭，哭得不管不顾，上气不接下气。我紧张地看着他，生怕他背过气需要急救。我知道，朝辉刚刚告诉了 Andy:“爸爸不能陪你很久了。”

爸爸做得多么棒啊。这里又有多么神奇的恩典。因为几乎是他和 Andy 讲过之后不久，就不再能用语言表达自己了。Andy 大哭了一场，对他后来对待哀思的时候，有多么大的帮助。

16岁的 Leo，牺牲了自己住了五年的有阳光的屋子，搬到了储物间睡觉，在车库里学习、玩游戏。

为爸爸做事的点滴，在未来想爸爸的时候，对他们将会是安慰。

爸爸走后不久，Leo 刚满18岁，可以独自坐飞机住旅馆。他说:“我想独自去旅行。”他一个人去了纽约。这是他的应对方式吧。18 岁的孩子，独自去陌生的城市。

我们不总是讲爸爸，甚至不经常。但是，在一些时刻，我想起来爸爸会高兴的重要的时刻，我就会讲。

Andy 把自己关在房间里，关了几天。他慢慢恢复的时候，我带着他和好朋友 Danial 去了迪斯尼。他自己安排的行程。在迪斯尼里，如果要玩得好，需要有很高效的计划，否则就会把大多数时间花来排队。Andy 安排得很好。我说："爸爸一定会为你骄傲。"他说："嗯。"

印度女邻居送我这本书：《失去父亲》。里面采访了五十多个在未成年时失去父亲的孩子。他们在未成年时没有机会正确地处理悲痛，在他们成年的时候，甚至四、五十岁的时候，还在承受着童年时候的巨大阴影。

台湾艺人、后来转行做心灵讲师的赖佩霞在一次演讲中说道："我问你一个问题：如果你的母亲一直一直地哀伤，你敢快乐吗？你敢快乐吗？"

我不敢哀伤。我怕在孩子未来的成人世界，他需要回来疗伤。虽然看不见，我尽量不让孩子留下看不见的伤。

我们的生活在继续。我们还是生活在仿佛爸爸还在身边的日子。虽然有时，爸爸的存在，需要我们用从前爸爸的形象来想象，用言语表达。

Leo 买了墨镜，很酷他很喜欢，但是比较奢侈。他戴上很好看，他也好开心。我说："爸爸肯定很高兴。他喜欢看见你买到你喜欢的东西。"Leo 肯定地点了一下头。

我们成人的世界，没有那么轻易的快乐。我和朝辉的快乐，很多时候是从孩子那里来。感觉特别赚，给孩子一点点东西，看见他的开心，就能分享到快乐。

准备追思会的时候，Julia 问我："朝辉最喜欢的颜色是什么？"

我说："不知道。"不是我不知道朝辉喜欢什么颜色，而是我知道朝辉不知道。

后来，我说："蓝色。"因为孩子们喜欢蓝色。朝辉喜欢孩子的喜欢。这就是他。

孩子的生活还在继续。一部分的我，在陪着孩子继续。一部分的我，留下来，和朝辉一起，成为永恒。

不停止的爱

在婚姻里，突然一个人生了重病，在长久的治疗中，两人的关系很容易发生改变。

群里有个小伟哥。他生病三年了。有段时间吐槽他老婆逼他写遗嘱，要小伟哥把房子财产全部留给儿子。小伟哥是农村出来的，家里还有他记挂的父母。小伟哥长叹一声："没办法。"

还有一个因为做了前沿性的 CarT 疗法成功而被人所知的阿星。做了 CarT 以后，他达到了无癌状态。这是很高兴的事。但是这时候，他和老婆和平分手了。因为他老婆说，想要放个假。阿星说："我也很理解她。"

患脑癌一些年之后，《抗癌，新的生活方式》的作者，David Servan-Schreiber 和妻子离婚了。

这无关道义，这是夫妻的关系。不像父母与孩子的关系，一方无条件地付出和一方无条件地索取，可以是被默认的相处关系。夫妻之间存在着一个付出与索取的平衡，虽然我们都对此缄默不言，一直在说"爱情至上"。

爱情，在大脑被多巴胺控制的时候，可以做出海誓山盟："我要陪你长长久久。我要为你付出所有。"这些不是谎言，只是，只有在这个时候是这样。进入长长久久的婚姻以后，所有的相处都被放进一个平衡中。这个平衡也许看不见。也许在互相索取而得不到的抱怨里，变成了一地鸡毛。鸡毛的重量，也许很难被看见。也不是所有的事情都会变成砝码。这个平衡是动态而微妙的，只有在婚姻中的两个人才知晓。外人，即使朝夕相处，也明白不了。

在 Andy 出生以后，我的爸妈和朝辉的爸妈分别来住了半年，帮忙带小孩。我爸妈看到我不光给孩子喂奶，还要上班，下了班还要干装修的活，心里大概对朝辉颇有微词。不止一次，我爸妈在我面前感慨："这家里的里里外外，不都是我闺女一个人吗？"

我的爸妈走后，朝辉的爸妈来住了半年。临走的时候，朝辉的爸爸语重心长地对朝辉说："你很不容易，我都看在眼里。家里的里里外外，都是靠你一个人。"

我们之间的分工与家庭结构，在没有任何变化的情况下，两家老人眼中看到的却是截然相反的图像。夫妻间的平衡，只有夫妻自己才知道。

David 说，他离婚的原因是因为婚姻的平衡被打破，他成了病人，索取的更多，给予的更少。作为病人，这是自然的。因为自己的病痛成了第一位重要的事情，看起来可能会自私，光管自己，不关心别人了。索取与付出的关系，老了，倚靠的是相濡以沫的感情；年轻的时候，倚靠尚未消失的浪漫爱情。中年，当是二者兼有，再加上婚礼上的誓言："无论是顺境和逆境，无论是富贵还是贫穷，无论健康还是疾病，我们将一起携手度过……"

我提醒朝辉："你什么时候都不要忘了爱我，病痛的时候也要记得。"这是我们之间的平衡。

我全职上班。有时候因为白天送朝辉去诊所，晚上把家里的事情弄好，九点钟朝辉睡觉的时候才去上班，上到凌晨两三点下班。

有一次我们吵架了。他要去 Tilden 公园走路，我赌气不陪他，让他自己去。吵架的原因是我怪他不够自立。

于是朝辉自己去了。他走后不久，外面下雨了。

我慌了。化疗病人，免疫系统脆弱，如果被雨淋到可能是致命的。他刚化疗完，走路又不快，如果在步道上走路的时候，开始下雨怎么办?

是我犯的致命错误。我的手在发抖。我开上另外一辆车去 Tilden 找他，一路紧盯着对面过往的车。有一辆黑色的雷克萨斯，和我擦肩而过，但我看不清人，也看不清车牌号。我在马路中间，危险地做了一个180度拐弯，追了上去，发现不是朝辉，我又掉头往 Tilden 开。我边抖边哭边开车。

雨下得急了。我们平常去的停车场，一辆车都没有。我转头往另外一个方向去。在面对树林的位置，孤零零地停了一辆黑色的雷克萨斯。我打开车门冲进去，抱着朝辉就开始嚎啕大哭。刚才的担心委屈发抖都在他怀里哭了出来，而朝辉就笑着任我在他怀里哭。

这种吵架，很偶尔但也时不时地贯穿着我们治疗的旅程。有一次我和一个朋友吐槽我的压力及和朝辉吵架的事情，朋友劝解我说：“人生了病就是这样……你要体谅病人。”她的话，不但没有给我解压，反而令我压力更大。朝辉说：“我很不喜欢她的说法。这让我感觉自己好像很没有希望。我希望你还是一样的和我吵架，让我觉得我可以做得更好，有进步空间，有希望。”

生病的一路，虽然我照顾他更多，我们的平衡一直保持着。他还是一直是我的依靠，我还是和以往一样，有时也会吵架。

我和朝辉之间，没有过轰轰烈烈的爱情。在婚姻的一路上，我们相互地滋润。结婚这么多年，一直都没忘记谈恋爱。

在孩子很小的时候，那时候刚刚开始工作，经济也不宽裕，但是会花钱请人看几个小时的孩子，我们两个人去看电影。有孩子的人都懂得，夫妻单独的时间有多么的不易。我知道有一些夫妻，自从有了孩子以后，就没有夫妻单独的约会了。我和朝辉创造条件，也要单独约会。

我们俩都喜欢背包行。有了孩子，显然这种事情就很难了。等一个孩子稍大一些，另一个孩子又出生了。可以再次背包行的日子遥遥无期。在 Andy 两岁的时候，我们把两个孩子送到国内，我们自己过一个约会的暑假，去科罗拉多背包行。这样做，在我们的文化里，不是太常见。也许可以批评这是做父母的自私。但是，这也是关爱自己的平衡，是需要。

有时候，我撒娇说："我们谈恋爱吧。"朝辉就会说："好。"其实我们只是牵个手去咖啡屋坐着看书写字或者工作，像平常的日子。

最近有一天，找旧文件，突然这封信跳出来。2012年1月21号，我去芝加哥出差的时候我们的通信。我早已完全忘记，不知道它的存在。信是英文的，我将它翻译成中文。

亲爱的辉，

我已经一个世纪没有给你写信了。一个世纪前发生的女孩对男孩爱情的焦灼渴望，就像落叶被河流带走一样，随着时间的流逝而褪色。这么说，我并不是说你是“男孩”。我想说，时间，随着我们在一起，随着孩子们的长大，让我更加满足和平静。当我看到你或想念你时，我不会轻易激动。我习惯了在我的生活中有你，就像我在我的生活中一直有我自己一样。我们将在一起完成整个生命，无论健康或生病，无论富有或贫穷。我们婚礼上的誓言一天比一天更有意义。

你可能不知道我多么感激有你陪伴的人生旅程。你可能不是我的“Mr. Right”或完美的丈夫，但你是我最好的朋友和灵魂伴侣。还记得我们结婚时，我说，我想要一个可以交谈的人吗？所以我们做到了。我们一直在交谈并将继续交谈，直到我们到达那里，生命将带我们去的那里。我们可能会失去力比多，所以我们会失去对性的渴望，但我们永远不会失去对交谈的渴望。

我引以为豪的美德很少，这就是其中之一：如果我知道我的最终目标是什么，我会毫不犹豫地追求它，而忽略那些可能并不真的微不足道的琐碎事情。就是因为我的这个美德，我和你结了婚。

这些年来我们意识到生活并不容易，但我们将充分利用它。对我来说，这意味着理解人生，享受人生之美。我也意识到我年轻的时候过度地用了我的心。兴奋、悲伤、愤怒、担心，这些情绪都吓坏了我的心。为了你和我们的孩子，我会尽我所能保护它，这样我们就可以尽可能长久地生活在一起。

我可能不是你完美的妻子，就如你可能不是我完美的丈夫。但我是个好妻子，就像你是个好丈夫一样。我相信不完美走得最远。我就像爱我自己的身体一样爱着你。愿上帝保佑我们。

蜜糖，

当你一个人旅行时，当你在空中时，那是你头脑清晰的时候，也是你可以写出好词句的时候。这让我想起了我的弗吉尼亚之行。也许芝加哥冰冷的空气会让你想起你在“得克萨斯大草原”中温暖的“小房子”。（注：此处引用我们都喜欢的《Little House on the Prairie》。）

我没有看到我们“年轻男孩和女孩”的爱消失了。我看到它从暴雨变成了毛毛雨。后一种形式是滋养，帮助生命生长，四季常青。它是安静的，它是关怀的，它是持久的，它是有承诺的。暴雨式爱情的强度没有改变。真的如你所说，我们越来越成熟，两个合而为一。

性的冲动更像是暴雨。我相信在我写这句话的这一刻我已经为你准备好了：）它有时可能会因为繁忙的日程而分心。我想它提醒我们有时应该遵循我们的直觉:)

你有很多美德——不只是一些。你聪明又善解人意。我很幸运能找到一个灵魂伴侣和最好的朋友。我们都不完美。但有了你，我的人生就圆满了。虽然有些时候并不那么容易，但我们正在享受我们的生活，我感到非常幸福。

当你说你的心时，我想你是指你的身体“心”，对吧？放轻松，照顾好你的心，照顾好你的健康。我认为体检是可靠的，不用担心。但同时，仔细观察，放松自己。你身体很好。

爱你。

灰灰

From: Gogo <woody_gogo@yahoo.com>

To: Zhaohui Sun <zhaohuisun@yahoo.com>

Sent: Saturday, January 21, 2012 10:24 AM

Subject: Dear hui ,

Dear Hui,

I haven't written you a letter for a century. The young girl's anxious desire for a boy's love, which happened a century ago, has faded away with time like a fallen leave was carried away by a river. By saying that, I don't mean you are "A BOY". I'm trying to say, the time passed with us being together, and with the boys growing bigger, has made me more satisfied and peaceful. I don't get excited easily when I see you or when I miss you. I get used to having you in my life like I always have MYSELF in my life. We are going to be together to fulfill the whole life, healthy or sick, rich or poor. The vows in our wedding makes more sense day by day.

You may not know how I appreciate having you as my company in my journey of life. You may not be my "Mr. Right" or a perfect husband, but you are my best friend and my Soul Mate. Remember when we got married, I said, I want somebody that I can talk to? So we did. We kept talking and will continue talking until we get there, where life will bring us to. We may lose our libido so we lose the desire for sex, but we will never lose the desire to talk.

I have very few virtues that I am proud of, and this is one of them. If I know what my ultimate goal is, I will pursue it without hesitation and will neglect the trivial things which might not be really trivial. It's just because of this virtue that I possess, I married you.

Life is not easy as we realized in these years, but we are going to make the most of it. For me, that means understanding the philosophy of life and enjoying the beauty of life. I also realized that I abused my heart when I was young. Excitement, sadness, anger, worry, all deterred my heart. For the sake of you, and our kids, I will try my best to protect it so we will live together as long as we can.

I may not be your perfect wife as you may not be my perfect husband. But I am a good wife as you are a good husband. I believe Imperfection goes the furthest. I love you like I love my flesh. God bless us.

On Jan 21, 2012, at 5:56 PM, sun zhaohui <zhaohuisun@yahoo.com> wrote:

Honey,

When you are alone on a trip, when you are up in the air, that is the time you have clear thoughts and the time you can write great words. That reminds me my trip to Virginia. Perhaps the freezing air in Chicago would let you think of your warm "little house" in "the Texas prairie".

I don't see our "young boy and girl" love faded away. I see it transformed from a form of thunderstorm to a form of drizzling. The latter form is nourish, helps the life grow and keep green all seasons. It is quiet, it is caring, it is enduring, and it has promises. The intensity of the thunderstorm love is not changed. Really as you said, we are getting mature and two become one.

Libido is more like thunderstorms. I believe I have it for you right at this moment I am writing:) It may sometimes get distracted because of busy schedules. I guess it reminds us we sometimes should follow our instinct :)

You have many virtues - not just a few. You are smart and understanding. I am so lucky to find a soul mate and best friend. We are all not perfect. But with you, my life is complete. Although there are times that are not so easy, we are enjoying our life and I feel so much blessings.

When you said your heart, I think you meant your physical "heart", right? Take it easy, take care of your heart, take care of your health. I think physical exams are reliable, don't worry. But in the same time, watch carefully, relax yourself. You are in good shape.

Love you.

Huihui

2017年，朝辉跟我回老家，在我家的老房子里住着。我们家的老房子依然保持着古时候的样子，大青石块砌的墙，海带草铺的房顶。过着闲适散漫的农村生活，朝辉写了一首诗：《你、我》。再读他的诗，我们的经历在诗里变成了记忆。

《你、我》——朝辉的诗

我的世界，曾是那片浓浓的绿色，
我望着蜿蜒的小河，憧憬山外边平原的开阔
你的世界，曾是那畅怀的蓝色
你在赶海的石滩边，想象山里的神秘
静静地我们相遇，如同调色板不经意的两点水彩
不知道我们人生的画笔，会带我们去哪里
于是我们在那片恬静的玉米地飞驰，

我们来到大湖边，有块小小的树林和菜地，
我们穿过了这个和那个城市，
在雪地上，在荒漠的月光中，
我们的身影，成了三个，四个
我们的世界，是一个旅程，
有你为伴，只有春暖花开的路途
每一站都是炊烟缭缭的家
我来到了你的那片世界，
你告诉我那是你熟悉的海，果树，海草房，
那是你年少轻狂年代的火石滩
当我推开那扇古旧的门，
宽阔的炕上只有我们，
你说，我插到了你的记忆中了
清晨，窗边的海风徐徐吹来，
还有村民早起的声音
我仿佛又看到绿山环抱的石板街，
耕作的水牛缓缓地走过
我想，我把我的记忆带到了你的世界
或是你把这片世界带入了我的记忆

2018年春天，发生了一件小小的，却奇妙得不可思议的事情。如同神迹显现，如同一种昭示，我却始终没有猜明白这件事在昭示什么。

四月的一天，我和朝辉在 Barns & Noble 咖啡屋坐着。天阴阴的，人也闷闷的懒懒的，处在半做梦状态。看了一会儿书，想排解心里的闷闷情绪，我开玩笑地跟朝辉说："我们去远方吧，你带我去远方。"他说"好"。 开车带我去了只有十五分钟车程的

Tilden 山顶。下车的时候，天上突然纷纷扬扬下起了大雪。步道上有一株樱花，洁白的樱花，簇簇开满了树枝，在纷纷扬扬的大雪中，美得像是梦幻，美得超乎想象，正是心目中的"远方"。仿佛再现三毛与荷西再见的场景："这时，马德里的天空纷纷扬扬下起雪来。"

雪下得很大，一会儿，地上积了薄薄的一层白色。我们在雪中奔跑、拍照，不知道应该怎样激动兴奋，才能不辜负这意外的远方之美。在山顶，手机没有信号。开车下山到伯克利有信号的地方，给海兰打了电话，让她带着孩子们来看雪。湾区的人看这样的大雪，通常需要开车到三个小时之外的地方。

不久，海兰带着孩子们上山的时候，她说：山上什么都没有。没有下雪，地上也没有积雪，没有任何下过雪的痕迹。难道刚刚发生的只是我的梦？幸好手机里有照片和录像，让我知道刚刚不是梦。湾区是不下雪的。电影《The Age of Adaline》讲述了一个故事：有一年湾区下了雪，结果一个姑娘被赋予了永远不老的神奇能力。这场只有我们两个人见证的大雪，是在传达一个什么信息吗？

有一天翻到我在2018年随手写下的一小段日记。

10/4/2018

在院子里。

他坐在那里看电脑。一半在阳光里。那轮廓，看起来那么好看。鼻子，眼睛，脸廓……

她看着，心里想着：真好看。我是不是该这样拍个照片。

他抬起头，看见她，说："你真好看。"

她叫起来："这是我刚想跟你说的话…"

他说："大概你心里想着我好看，所以你脸上就很有光彩，你也就很好看。"

这是第二回发生了。

她不是美女，他也不是帅哥。可是都真好看。

现在都还记得那个其实很平常的时刻：我坐在哪里，他坐在哪里，他的那个样子。

照片却没真的拍。犯懒没去拿相机。那么平常的日子。

2019年的春天，我在 Montery Bay 的海边租了一个小木屋，一个人住着。快到周末的时候，朝辉扛着自行车，坐着火车过来找我。火车站离镇子有些距离，看起来荒凉的地方。我开车去火车站接他。站台上只有我一个人，下车的乘客也只有朝辉一个人。看着朝辉下车，远远地向我走来，那个场景让我想起《荆棘鸟》里，麦琪在岛上看着拉尔夫远远地向她走来。他们在远离人群的岛上，暂时地放纵被世界不容的爱情。而我们，在很平常的日子从琐碎的日常生活中偷偷脱身，在没有人认识我们的小镇上住，也像是偷情的情侣。

下雨的时候，在小木屋里，听雨猛烈地敲打着屋顶。雨过后，沿着海岸线的著名17英里骑车。这是个陌生又熟悉的小镇。陌生是因为从来没在这里生活过，熟悉是因为它在 John Steinbeck 的小说里。John steinbeck 出生和生活在这个区域，写的大多数小说都发生在这附近。John Steinbeck 是朝辉最爱的小说家。生病后，他看书的选择与之前不同，仿佛回到了小孩子的时候。先读完《草原上的小木屋》系列。然后读完 C.S. Lewis 《Narnia》 列。最后一直读John Steinbeck，并停留在《伊甸园之东》的中间。

在朝辉到来之前，我的生活极为充实。我每天读书、写字、做瑜伽、去咖啡屋坐、骑车、给自己做健康营养的饭，生活十分积极和充实，可以说是励志的典型。朝辉来了以后，他不打扰我，甚至为了不打扰我，为我做好榜样，自己安静地工作。可是，只要朝辉在我身边，我就倒下，躺在床上，躺在他的身边，什么都不想做，只想懒着，睡觉。我一直为希腊古人的智慧赞叹。中文的一个“爱”字，在希腊文里有七种：Eros；Philia；Ludus；Storge；Philautia；Pragma；Agápe。我想我和朝辉之间的爱，应该算是 Pragma 吧？成熟的、现实的、长久稳定的爱，是夫妻做久了完完全全的放松和安心。其实简单说，就是没有负担的犯懒。

朝辉不能讲话的时候，每天玉超过来看他。玉超每次来的时候，朝辉都会冲他笑。我告诉玉超：“他一天当中都不会对我笑，只会皱眉。”我好像是在抱怨。但是我不是抱怨，我心里知道，我是世上唯一的，他可以没有负担、无条件地皱眉的那个人。

朝辉每周要跑好几趟诊所。惠娟师母有几次提出来，接送朝辉可以找弟兄们帮忙。可是我多么珍惜带朝辉去医院的这一路。一路上，我们握着手。有时候说话，有时候不说话。有时候听歌，有时候不听歌。这样美好的时光，怎么舍得让给别人呢？

朝辉一直都被爱环绕着。并且他知道自己一直都被爱环绕着。这是让我得安慰的地方。

刚刚得知癌症的时候，朝辉的前同事 Grace 介绍了她的好朋友，在洛杉矶的肿瘤科医生皖平，给我们做扫盲和心理建设。

皖平说："能不能活下去，有几个要素……"

"……需要妻子的支持。"

朝辉一直在听着，当听到"需要妻子的支持"的时候，他慌忙抢答说："这个我有。"

朝辉慌忙抢答的样子，让我想起他小时候的故事。

朝辉从小是个爱学习的好孩子。大约5岁的时候，有一次他在哭，怎么都哄不好。他的邻居，在中学当校长的唐三群突然问："五加五等于几？"

朝辉立马止住哭，答道："等于十。"

他的可爱和他5岁的时候，一模一样。

我有好几次拿这件事打趣他。同时感到心里很温暖。因为他是这样地信任和依靠我。朝辉自己也说，他是一个信心不足的人，唯有对他的老婆有最大的信心。

在那本我们两个都看的《抗癌，新的生活方式》书中，这段话被画了下划线。是朝辉画的："她的脸——那样的平静且美丽——那种母性的、完全的、无条件的爱……她成为我生活中的岩石……"朝辉念给我听，说："这段话，精准地描写了我生命中的你。"

爱从没离开过。在开心的时刻，生病的时刻，死亡来临的时刻，和哀伤悲恸的日子。

最后的一个月，除了玉超夫妇和牧师夫妇，我拒绝了任何人的探望。他因为消瘦，和平时的样子肯定大不相同，不常见他面的人，心里大概都是他受病痛折磨的感慨。他们只看得见痛苦，见不到美好的一面。我天天时时和他在一起，除了病痛，其他还有些小美好。一直都有一些小美好。因为陪过，一起经历过，有这些美好，他走的时候，我并没有那么难过。人生是美好的，他的人生是美好的，我更多是为自己难过，未来的身边没有他了。

因为一直在一起，因为苦过你的苦，痛过你的痛，一颦一笑一皱眉一伸手我都在身边，所以我并没有他们的难过。我看见的美好的时刻更多一点。比如清醒的时候，我们听他的歌，去沙发上坐，握着手。

追思会结束，回家的路上 Kim 问我：“你是怎么做到挺住不哭的？”我在讲台上讲了十几分钟的话。

我说：“我有秘密。”

Kim 问：“是什么秘密？”

我说：“是秘密，当然不能说。但是 Andy 知道。”Andy 抬起头看了我一眼，藏着小小骄傲的神情，对我会心点了一下头。

朝辉走的第二天夜里，在我的梦里，他又回来了。

我好惊讶，我说：“我明明看着你走的。”

朝辉说：“我留下来，多陪你两个礼拜。只是这两个礼拜我还是会痛。”

我说：“没关系，没关系，只要你还能陪我，我们现在不怕吃止痛药，反正我们有很多止痛药。”

那天，很久没联系的，搬家到宾州的朝辉的朋友 Jason 给我发信息：“朝辉怎么样？我昨晚梦见他了。”

“你梦见他什么？”

“我只看见他的脸，他就在那里。”

那天，朝辉妹妹朝华也告诉我：“昨天梦到哥哥来了。他化作风，在无风的巷子里，一直一直地吹。”

陈光牧师和我商量何时举办追思礼拜。牧师建议尽快。我说：“下下个周六。”私下里，因为朝辉会陪我，一直到下下周。

Andy 那几天把自己关在屋里，谁也不理。我把这个秘密告诉 Andy。他的眼睛亮了。

在那两个礼拜，我真的时时都能感觉到他在。想商量个事情，一偏头，朝辉就在我的右后方。我有事就问他，和他商量。看着别人难过哭泣的时候，我一点都不难过，反而心里藏着一个让我欣喜的小秘密。

两个礼拜的时间到了。那天，我和 Andy 住在 Mendocino 的小屋里。晚上，Andy 悄悄问我：“今天是不是爸爸离开的日子？”

我说：“是明天。”的确，朝辉在我身边的感觉，正在慢慢地变淡变浅。

朝辉走了。当别人的悲伤已经过去的时候，我开始了我的悲伤。

朝辉又陪了我两个礼拜。我不想去和谁争辩，这个是不是现实。对我来说，他陪我，陪 Andy，给了我们最大的安慰。他的存在，和我的感觉，都是实实在在的现实。争辩、科学证明，都没有任何的意义。他在陪我们。在最不好过的时候，他陪我们走过了。这本身就是最大的意义。

生活在外星球特拉法美多（Tralfamadore）上的生物（且称“特拉法美多人”），他们眼中看到的世界比地球人多了一个维度时间轴的维度「参考：《第五号屠宰场》，作者：库尔特·冯内古特」。在特拉法美多人眼里，当一个人死的时候，他只是“看上去”死了。在过去，他还活着，所以人们在葬礼上悲伤的哭泣是愚蠢的。所有的时刻，过去、现在、将来，都存在着，并且永远存在着。特拉法美多人在一个时刻能同时看见所有的时刻，就像地球人在一个时刻能纵观到落基山脉的全景。地球人看见一个时刻跟随着另一个时刻先后发生，一个时刻过去就永远过去。但是这不是事实，这只是地球人心中的概念而已。

当特拉法美多人看见一个人，在瞬间他们看到的是包括一生维度的这个人。在一个人死的时刻，他们同时看到这个人出生的时候，青壮年的时候，健康开心的时候。死的状态只不过是这个维度上比较糟糕的一个点而已。同一个人，还有很多其他的时刻，更美好的时刻。因此，特拉法美多人并不会感觉悲伤。也因为这个原因，他们没有感情的起伏。

他们尝试教给地球人像他们一样，用四维的眼光看世界。但是这就像地球人试图让他们理解时刻的先后顺序概念一样困难。

我尝试着学习用特拉法美多人的眼光来看世界。假如这样做，能够减少我的悲伤。

看到朝辉安静地在那里，不再看我，不再伸手找我的手，我在一瞬间看到了他的一生。他一生的时间轴，并不是一维的、单向的直线，而是画了一个圈。在后来，他回到了小时候，回到了两岁，一岁，最后回到了一个小婴孩。最后，像他当初来自于我们看不见的世界一样，回到了我们看不见的世界。

人生最后的这十九个月，像是电影放映的时候被按了快进键，一帧一帧的画面，在播放的时候，快得来不及反应和思考。又像是原本长长的旅程，被过分地浓缩，像只加了几滴水的星巴克速溶咖啡，浓得掩盖了细微的痕迹。

就让我还是按照地球人的习惯，把这一帧一帧的画面，以慢镜头的方式重放，也给我机会重新思念一遍，和朝辉大口喘息奔跑的这一路。

第二部分

四维的风景纵观

日记两则

2020年12月4日

我开车在80号州际高速上。一路8个小时全是在80号高速上。不堵车。车不多不少，很好开。

我在快车道，跟着前面的车。看不见两旁的风景。眼睛不时地眨一下，让溢满的泪落下，就像是在雨不大的天气里开车，雨刷不时地刮一下。

早晨的时候，给惠文、美童、惠娟姐打了电话。可能是太早，电话没有接通。后来，惠娟姐打电话回来。接通电话，我已经是泣不成声。泪水伴着哽咽，和在肚子里装得太满的话，喷涌而出。理智告诉我，带着这么重的情感开这么远的车，怕我的头脑不在线，太危险。所以，我给女友打电话，至少卸掉一些情感。

在前一天，朝辉第一次见到肿瘤科医生。

时间顺序是这样的：

11月25号，肠镜发现疑似结肠癌。12月1号，感恩节后的周二，做了CT扫描。周三约了肠镜医生看结果。

就在焦急地等待与医生见面的时候，CT 结果先发过来了。

朝辉坐在停在家门口的车里，驾驶室的座位上。他突然仰面张开嘴大哭。

我从没见过他这样地崩溃过。肠镜的结果是医生同时告诉我和朝辉的。听到医生说“基本可以确定是肠癌”的时候，他很镇静，让我惊讶地镇静。很多时候，他是我的定心石。他跟我说：“我们可能需要做些准备，会做手术。切了就没事了。”肠镜医生也说了：“很幸运的是，肠癌是非常可以治愈的。肠癌的发病率大约1%，也就是说，100个人中就有一个。”我的好朋友萝卜，就是一个结肠癌的例子。切了就没事了。

但是，他看到CT结果之后，突然崩溃。我的心缩得紧紧的，手脚都在发抖。眼眶热但是也不敢落泪，只是慌慌地问：“朝辉你能不能给我解释一下，我看不懂。”我看看病理报告，看看他。

我不太懂密密麻麻的医学报告，也不敢看，觉得那些字全像利刃，直接插在心上。若是朝辉告诉我，就不会那么利。

后来，我后悔。我应当让他多哭一会儿。我从没见到他这样哭过，他从不放纵他的情感。可是，我又觉得，我和他一起分担，对他可能是个安慰。后来，我常常有这样的纠结。我和他一起分担，不知对他到底是安慰还是负担。

果然，他收起失态的哭泣，恢复了平常温和、理性的样子。甚至都没有泪。他用平静的语调，像是在解释一个专业问题：“肝里有数不清的肿瘤，最大的一个9.3厘米。肺里也有。淋巴结里也有。”

“数不清”。程菁当时说永明的病情的时候，用的就是这个词。我心里一直以为，朝辉的情况肯定比永明的要好，永明是最严重的情况。永明大约三年前患癌，他当时的情况是我听说的最严重的。可是，我有什么理由和依据，一直心里认为朝辉的情况不会像永明那样严重呢？

这些天，心都是悬着的。知道了结果，悬着的心也没有落地。无地可落。

Kaiser医院原本给我们约的李医生，排到了下个礼拜。但是我们不想等，换成于医生，可以约到第二天。我们急切地想知道，是不是可以手术，把大的肿瘤切掉。按照程菁告诉我的："能做手术的肿瘤，都不是个事儿。把原发部位切掉，剩下的慢慢治，就好了。"她还说："常识是说恶性肿瘤不会长得太大。如果要长那么大，它宁可跑到别的地方去长。"

听到的这些话，都是心里的希望。希望能做手术，希望那个9.3厘米的，不是恶性肿瘤，是其他东西，刚好长在那里。

和于医生见面。她很敬业地、理性地、客观地，把我们所有的希望，一一打碎。

手术、局部放疗，这些都不是可选项。她结论性地给了一句话："You cannot be cured.（你不会被治愈的。）"现在能做的，只是通过化疗，延长生命。她给了两个化疗药的选择，她问：

"你是要生命的质量，还是生命的长度？"

如果要质量，那就用两药，副作用小些；如果要长度，那就用三药，副作用很大。

我心里一直想催朝辉选那个更激进的三药，可是，知道我必须闭嘴。在他的生命选择面前，只能他自己做主。

一起出去走路的时候，他对我说，他选择更激进的三药，只是为了我。早在很多年前，我们就做了这个约定，他答应我，他会死在我之后，他会让我死在他的怀里。因为我的心灵软弱，受不了没有他的日子。

从表面看起来，我是一个特别能干的人。可是为人的一个基本规律是，一个人某些方面有多强，其他某个方面就会有多么弱。上帝是公平的。表面看得到的地方，我有多强，别人看不到的内心世界，我就有多弱。这么多年，我其实一直都是依赖着朝辉生存。我早早地买了人身保险，设想了各样的结果。如果是我离开了，该把朝辉交托给谁，让他再娶一个什么样的老婆，都替他想了。

我最羡慕的爱情是读研的时候老高跟我讲的他们河南老家的一件事：老头老太太一辈子从来都没吵过架。有一天，老头跟孩子们说："你妈要走了，跟她告个别吧。"老太太很快就走了。几个小时以后，老头也走了，无疾而终。

微信上流传过一个图片文章：一对日本老头老太太，打理了一个特别美的花园，种各种果蔬，生活得像诗，让人羡慕。我拿给朝辉看，我说："你看他们看起来这么好，他们一定不够相爱。"

朝辉一下子就明白了：因为后来老头子死了而老太太还活着。

我最羡慕和向往的爱情是这种相濡以沫太久，连死都相互知晓，一起离世。在我设想的结果里，唯一没有这种：朝辉走，而我留下。我的身体问题不断，而朝辉的身体一向都好。他仗着人瘦，各种体检指标都正常。

一向自以为是，认为自己超级理性和智慧的我，面对人无能为力的事，转向神的面前，忏悔、祷告、祈求。可是我却听不到神的声音。我怀疑神也听不到我，或者是我求的不对，神不应允。我求神只能给我一种结果，就是医治好朝辉，另一种结果我不要选。神怎么能答应我呢？

惠娟姐的话和她的祷告让我平静下来。她为我祈求，求神听我的祷告，求神对我说话。

80号高速公路上，我跟着前面的车，脑子里一阵一阵的风和雨。我看起来平静，确信后座上的Leo，看不到我脸上滚下的泪。

我按惠娟姐教我的，求神垂听怜悯，听到我的祈求，求神指引。突然我听到一个声音，确切地说，不是耳朵里听到的声波构成的声音，却很澄清很明确很响亮的声音：“我看见你可怜，我应允你的祈求，我不会让朝辉把你一个人孤零零地留在世上。”

就好像在迷了路的森林里，突然有光标闪亮地指了一条路，我恍然大悟。我跟神求的事太具体，只能有一种结果，不接受另外一种，神怎么能答应？但是神应允的是朝辉不会把我一个人孤零零地留下。朝辉得医治，我们手牵手变老。神要接他回家，他便带我一同回家。不管神带领的是哪条路，便都是美好。心里的愁苦阴霾突然一扫而光。心里突然得到平安，甚至有些喜悦。

朝辉说他选了激进的三药，只是因为放不下我。父母他可以放下了。孩子也可以放下了，他们都是好孩子，都会长大。如果是我，那他也可以不用有负担了。他努力医治，我们便一起努力，陪着孩子陪着父母。有一天他累了不想坚持，也不需要太辛苦，我陪他走。朝辉说，其实在父母给了孩子精子卵子，把他生下来的时刻，做父母的使命就已完成。何况两个孩子都到了懂事可以承担的年纪了。

神应允的事，必会做到。我不能够猜神的旨意，他是怎么做到的，神有神的做工。我做的事只是做好准备，不管神的旨意怎样，都是美好和喜乐的。

在未来的日子里，我将与朝辉同体，承担他承担的痛。若神将他医治，我们携手相伴，在这世间同行。若神要接他回家，我们便一起携手同行回家。若神说：我许你不老。我便可不老。

Therefore a man shall leave his father and his mother and hold fast to his wife and they shall become one flesh。

2020年12月6日

夜里10点到家。朝辉睡着，但是睡得不安稳。他现在只能左躺，因为右边肝上的肿瘤硬硬地压着。很大很硬的一片，碰都不敢碰。很奇怪，为什么查出来之前都没有感觉，查出来之后症状突然就如此明显呢？在腋下肋骨，也摸到了一个新长起来的包。“肿瘤呗。”朝辉说。有些惨淡无奈。

他在低烧。他的身体和他的手烫烫的。他的呼吸也因为发烧，快而浅。这些都不是我熟悉的。在我的想象中，他现在的身体就像是一个温房，肿瘤细胞在温热的环境里滋滋地长（后记：后来的经历和学习让我意识到，并不是我的想象，实际情况可能就是这样。肿瘤也有疯长期和消停期。可能是因为做肠镜取活体组织，肿瘤受到惊扰，突然发疯一样地乱长）。

排日程，可能是所有医院共同的问题，除非是急诊病人。拿到 CT 结果是2号。化疗约在18号。整半个月的时间，没有任何治疗。而体内肿瘤疯狂地长。怎么办？皖平医生对我说：

“肿瘤对于年轻的人，有可能是致命的。”

我心里焦急，一夜不能眠，干脆到楼下打电话。

先想到 Kaiser 24 小时的护士热线。我跟护士要求化疗日期提前。我做了一个恶狠狠的泼妇（后记：在治疗起初，我很多时候都做这样的角色。但是到了治疗的后期，越来越感恩、体谅，越来越温和，越来越像朝辉）。面对半夜里接我电话，帮助我的护士，我说出威胁的话：

“你们要把原本不是有生命危险的情况拖成有生命危险吗？”

我们这里后半夜的时候，东部早起的人已经起床了。我想起从前在达拉斯教会，朝辉的一个好朋友 David Euhus 是全国著名的乳癌专家。他后来离开达拉斯，去约翰霍普金斯医学院做肿瘤手术科的主任兼首席医生。我没有他的联系方式。我先联系了 Kim，Kim 联系了牧师 Wayne，Wayne 联系了 David。这些都是在我们天亮前发生的。

不知道是因为我的威胁的话，还是出于 Kaiser 对于年轻初患者的怜悯，他们把埋港手术提前到了第二天。 因为埋港手术与化疗必须间隔一个礼拜，化疗也因此从周五提前到周一。

准备化疗

Kaiser 安排首次化疗的患者在化疗之前上课，主要学习一些基本知识和注意事项：怎么吃，有什么副作用，怎么应付等等。我代朝辉去上课。

因为是疫情期间，医院地下一层的大教室里，隔着社交距离远远地坐了5个人。我是上课的唯一家属，其他都是患者本人，但是看起来与健康人无异。

一个穿着打扮很时尚的年轻女孩子，为了预备化疗，把头发剃光了，看起来有些帅气。在提问的环节，她举手问了一个问题：

“性生活会受到影响吗？”

我不由得多看她几眼。原来，患癌之后，每个人关心的事情可以很不同。有人在生死线上奔跑，有人担心性生活会不会受到影响。

我不能够因为我在生死线上跑，就认为对性生活的担心实在是小事。世界上最大的挑战，都是每个人眼前正在面对的挑战。这也是我渐渐地学到的一个功课。在后来的日子，见到了更多的人，教会了我同理心。从各人不同的站位理解人，不轻易地用自己的经验、观点去评价别人。这也是我从这一路上学习到的谦卑功课。

我开车带朝辉去 Kaiser 在奥克兰的医院做埋港手术，在锁骨下方，装一个输液港。这样就不需要每次都扎针插静脉。这是一个没有什么悬念的小手术，是化疗前的一个必要步骤。

并不是所有化疗病人都需要输液港的。在中国，有很多人在手臂置管，或者直接静脉注射。为了争取让朝辉早一天用到化疗药的时候，我跟护士提出来："第一次化疗可以用静脉注射。"护士不容置疑地否决了。埋输液港是他们的标准操作，不允许偏离。在大医疗系统，有时，不，是很多时候，都是这么教条，没有弹性，不灵活。

把朝辉送到，我开车离开，找地方停车。没走太远，朝辉打来了电话："你先别走，可能要来接我。因为发烧，他们不能给我做埋港手术。"

不能做埋港手术，就意味着不能做化疗。然后呢？他的发烧是肿瘤引起的，只有进行抗肿瘤治疗，也就是化疗才能够解决发烧问题。但是化疗必须做输液港，不做输液港就不能化疗，不化疗就不能止住发烧。这是一个死结，如果医生不肯通融的话。

我在街边打开紧急双闪，停在那里。看着前方的红灯变了绿，又变了红，又变了绿。

朝辉又打电话来："他们讨论以后说可以。"

这只是一个小小的坎坷。小小的第一个，可能是伏笔。

第一次化疗

12月10号的凌晨四点多，朝辉坐起身来，说：“恶心。”然后开始呕吐。

不会吧？化疗还没开始呢。“这是不是你的心理作用？可能因为你太怕了，期许着化疗的副作用，所以提前就开始吐了。”为什么化疗没开始，先恶心呕吐？我想不出原因，只好认为是他的心理作用。

“有可能是因为昨天同时吃了益生菌和铁。”朝辉说。他很善于做分析。前一天，第一次吃益生菌，为了调理他的肠道健康，在 Whole Foods 买的。中午吃了补铁剂，是医生因为肿瘤造成的贫血给他开的。朝辉怀疑二者在同一天吃，造成了恶心呕吐。

2020年12月14号是第一次化疗的日子。

朝辉的心情是紧张，出于对传说中化疗副作用的担心。但同时也是充满希望的。朝辉说：“好像任由肿瘤在那里一直一直地长，一直一直处于挨打的境地，终于要开始主动反击了。”

化疗要在医院呆几个小时，我打包了午饭。午饭是把苹果蒸熟打的苹果酱、简单的面包奶酪三明治，加上香蕉。用小花猫的风吕敷包着。

前一个礼拜上的化疗课程中学习到，针对化疗的恶心呕吐，要用BRAT饮食：香蕉、米饭、苹果酱、烤面包（Banana，Rice，Applesauce，Toast）。但老师也说了："现在化疗的条件比从前好很多，打化疗药的时候，会同时给预防副作用的辅助药，基本不会感觉到恶心的副作用。"

准备给朝辉带饭的时候，我在附近的日式便利店买了一块风吕敷，小花猫的样子。把饭盒包起来，打一个结，整理成小花猫的耳朵形状，把小花猫的脸露出来。我认真打包的时候，头一回觉得自己像一个妻子。从前不是这样，从前的我是朝辉的伴侣。但没有过像现在这样，专心做一个妻子。看着我在这么无所谓的小事上认真的样子，朝辉就笑了。后来的治疗中，常常需要带饭，一直用着这块风吕敷。

在医院的门口，跟朝辉拥抱，亲吻，笑着跟他说："就要打怪喽！"他蔫蔫的，但是强作精神，说："好！"

他戴上口罩，戴上面罩，提着小花猫的饭包，走了进去。

我打电话向陈光牧师汇报了情况。得知朝辉生病的消息以后，牧师建了一个群，关心朝辉的弟兄姐妹为朝辉祷告。在群里，弟兄姐妹同步为朝辉的第一次化疗祷告。

我回到家中等待。估计化疗应该结束的时候，有医院的电话进来。我以为是通知我接朝辉回家的，却不是。一个听声音年纪有点大的护士，用很焦急的口气说："他一直都止不住吐。我们不能让他回家，需要止住吐，才可以让他离开。"

她听上去有些受挫的无奈加上一点抱怨："我们用了所有的止吐药，用到最大剂量了。我不知道为什么他会这么恶心。"

上课的时候都说了，抑制副作用的辅助药物很有效，基本都不会感觉到恶心。朝辉为什么这么难止住恶心？同样是不幸的得知患癌，别人都可以顺顺当当地做化疗，甚至上班，生活继续着。可是朝辉为什么这么波折？是不是因为强大的心理作用，造成了他如此的敏感，以至于最强最大剂量的止吐药都没有效果？

我不止一次心里在想：他为什么如此与众人不同？是他特别被神拣选，还是个人原因，他比别人更加的胆小害怕？

朝辉胆小。

2018年，朝辉、我、Michael、Michelle 四个人为背包旅行做训练，负重走位于索诺玛郡的迷失海岸线步道。这条步道非常的漂亮却鲜有人知。走过之后，我知道原因了：步道的终点，是意想不到的600英尺的直升，需要靠绳索，从岩石的狭缝攀缘上去。幸好我们背了绳索。上到岩石以后，发现是一个鲤鱼背。在背脊行走，左右两边毫无遮掩。可以想象，只要一个轻轻的脚步不稳，便会毫无阻碍地滚下悬崖。风很大，飒飒地吹。即使在平路，也可能被吹得脚步不稳。何况我们在鲤鱼背上，身上还有三十多磅的负重。

朝辉停下来。他要把背包扔掉。背包兜风，增加了不稳定。风鼓着背包，把人往悬崖下的方向扯。

在大风的鲤鱼背上，朝辉跪坐着，不肯站起来。我们停滞在那里。朝辉胆小，我是知道的。但是此时我们别无选择。为何要叫做“迷失海岸线”步道？因为只有在低潮期，步道才会显露。潮水高的时候，大洋直接连着悬崖，步道消失。此时，潮水已涨起来。走回头路不可能。

我唯有指导和鼓励他，讲不知是否管用的大道理：“你只看眼前的路，不要看两边。我为什么不怕？因为我只盯着眼前的路。我虽然知道两边是悬崖，但是我的眼睛看不见它。如果你盯着两边的悬崖，你看到的就是悬崖。如果你只盯着眼前的路，路就会越看越宽……”

最终，在别无选择的情况下，朝辉手脚并用，爬过了鲤鱼背。我背着我的包，用绳索拖着他的包（我不舍得扔掉价格不低的背包装备），一边想笑又不敢笑。我们最终回到了大路。那次回来，朝辉和 Michelle 两个人得到了这次旅行的格外奖励：在草丛中接触到了毒橡。朝辉的头肿成了猪头，有一个月没有办法上班。听说 Michelle 也是。

这个时候，我联想到了大风中鲤鱼背上，趴在步道上不肯走路的朝辉。是他的怕造成的吗？他的心理作用可以这么强大，强大到左右他的身体？

我魂不守舍地等待。在夜幕降临的时候，终于等来了护士的电话。她听起来也松了一口气：“你可以来接他了。接他的时候，到楼下药房拿一下药。”

我跳起来。是真的“跳起来”，开车去了医院。

药房排队超级长。地上每隔六尺贴了一个圆圈，标明站队的位置。我从大门口开始，一个圆圈一个圆圈地挪，最后挪到了药房里。前面还有两个人就轮到我的时候，护士又打电话来：“他不能回家，要马上送去急诊。他止不住吐，怀疑是肠梗阻。我推他去急诊，路上你可以见他。”

我的心往下坠，也不知道能坠到哪里，沉沉地往下坠。我边讲着电话，边走出排了很久队的药房，往电梯那里走去。

电梯门每开一下，我的心就晃一下。大概是下班时间，不时有身影从我面前过，人们在往家走。我的眼里只有这扇电梯门。

心再晃一下的时候，停住了。我看见了朝辉，坐在轮椅上，护士推着他。他还是穿着早上的那件黑色羽绒服，头上戴着深蓝色的毛线帽子，脸上戴着口罩，口罩上覆着塑料面罩。面罩的额头有一道明亮的蓝色胶带。大概是药物的关系，他昏昏沉沉的，好像不能说话。我只能握了握他的手。

因为疫情，急诊设在了户外。十二月的天气，虽然是湾区，晚间的寒意却是一点都不让步。在我等待取药的期间，天已经完全黑了下来。从电梯到急诊，大概有三五分钟的走路距离。我陪他，走了这几分钟的路。

我打电话跟陈光牧师更新了情况。牧师说："我和师母马上过来陪你。"

虽然牧师和师母只是在客厅里和我一起坐着，也让我无处安放的心，有了些着落。我搬出从前做的每一年的手工贴相册，一页一页和师母翻着看。惠娟师母说："有一种关怀叫做陪伴。"

那一夜的陪伴，对我们余下的治疗，有了一个很好的起头。在以后的日子里，我渐渐地成长，学会身体上不要陪伴，不要依赖，除了依赖朝辉，和依赖向神的祷告。在朝辉沉睡的日子，我在他的身边坐着，写下这几个字："只有我，陪着你。"孤独也可以是一种很稳定很安心的状态，就像现在。

牧师师母9点钟离开了，他们的家里，还有上中学的孩子。

我在客厅继续坐着。凌晨的时候，等来了急诊室护士的电话："没有发现肠梗阻，你现在可以接他回家。但是如果超过8小时不吃东西，马上再送急诊。”

牧师组织了家附近的弟兄，他们24小时开着手机，随时都有人可以送朝辉去急诊。

接下来的两天比较太平。按时吃止恶心药和便秘药，因为止恶心的药引起便秘。西医的基本思路是这样：如果一种药物引起副作用，用另一种药去抵制，另一种药引起的副作用，再用第三种药抵制……

三种化疗药的其中一种是挂在身上，用泵慢慢地滴，到第三天结束。到了拆泵的时间，我带朝辉回到医院很快把泵拆掉。在回家的路上，我们去了家附近的伊莎贝拉海滩。

这个海滩有长长的步道，过一个小桥可以一直走到一个小岛上，小岛上是宽敞的的绿地。我们常常来这里。小孩子小的时候，带孩子来。开始养狗的时候，带着狗来。湾区气候的优势，体现在白天有阳光的时候。12月，虽然有点风，但阳光暖暖地晒着，把风带来的寒意中和掉了，很舒服。

我们牵手走着。

在以前的日子，和以后的日子，我们都是这么样牵着手走的，在海边、在山里、在沙漠里、在家门口的街上、开着车的时候……用特拉法美多人的眼光看，我们牵着手的状态绵延在落基山脉的所有分段，过去、现在、将来都是这样，永远这样。

虽然第一次化疗做完，他却还是很低落。

抗癌的书上都是这样说的：心态很重要。抗癌需要一个积极乐观的心态。

那天，我抬起头问他：“你是不是想放弃？”

他顿了一秒，没有隐瞒地说："是。"

我问他："你还记得结婚的时候，你答应过我的吗？"

"记得。我答应你，要让你比我先死，让你死在我怀里。"

第一次，我告诉他，在送 Leo 去内华达考 SAT 的路上，我怎样跟神哭，听到神怎样的应许。

"如果你走，我和你一起走。"

他抱着我，看着我的眼睛，轻轻地说："好。"

我们拥着，在加州阳光里，站了很久。

出来一个新的怪

早晨，天没亮的时候，朝辉半坐起身。我端着盆子，让他呕吐，却也没真的吐出东西。

他不敢躺下，肯定地说："是脑子的问题。去急诊。"

有 24 小时开机的弟兄们在随时待命。那天是义华送我们去。我和朝辉在后座，我挤着朝辉坐，握着他手，拿着预备呕吐的袋子。朝辉专心对抗着恶心。

直接去了奥克兰的急诊，条件比化疗的医院要好些。我和朝辉下了车，让义华开车回家上班。他刚离开没多久，我又打电话找他回来接我："我进不去。因为疫情，还是不允许家属陪。"

我在家里不安地等待。终于等到了医院急诊处的电话："我们给他做了脑部的 MRI。左侧脑部有一个三公分的肿瘤。这是他恶心呕吐的原因。医生团队正在讨论接下来的计划。"

这不但解释了朝辉一直不停恶心呕吐的原因，也为朝辉的胆小洗冤，解释了他实际上多么的坚强。真正的坚强。

当我不管怎么给朝辉鼓劲，都鼓不起来的时候，我甚至觉得，抗癌，是我一个人在战斗。朝辉也自嘲地笑，用他一贯的设身处地站在他人角度着想的善良和温和，加上一丝无奈："你是不是觉得我就是扶不起的阿斗？"到这时，我才意识到，朝辉有多么的顽强。他居然能在这样恶心呕吐的情况下，坚持做完化疗。同时也让我看到，朝辉是多么的冷静和理智。他明确地跟我说是脑子出了问题，让我送他去急诊。

在后来的日子，一直到今天，我越来越多地意识到，他承受了多少我看不见的痛。他是真正战斗的人。他的勇气、他的顽强、他的坚持，才是我无可比拟的。

医生团队还没有计划出来。我不能够安静自己，四处寻求信息和建议。我以为这样做有帮助，但其实只是给自己加了一些可做的事，让自己能安心而已。出于心理惯势，我以为自己能做些什么，做了就会有用。回头看，除了求自己的安心，一点儿实质性的帮助都没有。最后，还是全部信靠医生。我的信息，对医生来说，可能只是增加了噪音。

皖平医生对我说："千万不能手术。"四期病人，手术带来的风险，我也听说了。皖平反复问："化疗药打进去了没？"

我说："第一次化疗做完了。"她听上去放心一些了。

在约翰霍普金斯医学院的 David 说："肿瘤扩散到这么远，反而使手术成为可能。"

国内的朋友兼老师，应康说："应该用伽玛刀。"他的一个朋友脑部有肿瘤，用伽玛刀处理的，所以他有一手的信息。

Kaiser 的住院医生打电话来："团队讨论以后，决定做开颅手术。"

我问他："为什么一定要手术？用射线不行吗？为什么不可以用伽马刀？不是更少风险吗？"

这个医生显然不是主治医生，他不能够解释，他说："我会让放射科的医生打电话给你。”

在疫情期间，因为家属不能陪同的限制，医院里花了特别的努力，做到和住院病人家属的沟通。

那天是周五，阳光很好的午后。我在家门口，站着，走着，一个下午一直都在和医生的电话里。有主治医生肿瘤科于医生、住院医生、急诊科医生、放射科医生、手术医生……这些交流的点点滴滴，让我心怀感恩。

过了不久，放射科医生打电话来专门做解释，他说：“他的肿瘤有三公分，伽玛刀和射波刀都不够彻底。射线疗法更适合用于对付两公分以下的脑肿瘤。”

“我们现在做的，是要挽救他的命，你知道吗？”医生最后跟我说，仿佛我还不知现在的情况有多严峻，还在讨价还价地想哪个更好。他想让我认清现状的严峻性。

到了晚上，一个人在床上安静的时候，我谷歌了“肠癌脑转移”。

“脑转移在肠癌中是罕见的。如果发生了脑转移，生存期一般是一到两个月。”

看到“一到两个月”的时候，条件反射一般，浏览窗“——”地被关掉了。

那是我最后一次做关于生存率生存期的搜索。

那天，是我 45 岁的生日。

在诊断最初，我做了很多搜索。朝辉也一样，估计比我做得更多。他有生物的专业背景，懂得更多医学知识。“四期肠癌，五年生存率是 14%。”

14%，最初沉重的压在心上的这个数字，后来，出现在我们很多次说笑和讨论中。“患肠癌的平均概率是1%，像我这样年轻，没有不良习惯，这个概率更低。这么小的概率都轮到我了，谁知道我不会在这 14% 里呢？”这个统计平均数字，究竟对我们有多少意义呢？在无差别的统计数字中，每一个人，都是一个个体，一个对自己最重要的个体。个体的生存概率，只有 0 和 100%。

这个数字，最终只是一个说笑。

波折的打怪

手术安排在接下来周二。朝辉可以住在医院等待，也可以回家等待。尽管 Kaiser 在奥克兰的医院条件超级好，新建的医院，住在高层，有窗户，可以看风景，但朝辉还是决定回家。

周末的等待中，头晕更加严重。他不能够躺下，只能半坐着睡觉。很少吃东西，也很少喝水。化疗课上学习的，每天要喝足64盎司的水，我只能忘掉。

但朝辉对手术很期待：“只要手术能解决了头晕恶心的问题，跟脑部肿瘤带来的头晕恶心相比，化疗的那些副作用都是小事。”这时候的他，听起来像英雄了。

周一。原本还要再等一天的。早晨，约翰霍普金斯的护士打电话过来，告诉我们说他们的医生团队看了朝辉的情况和 CT 片子，看到了被医生忽略的严重信息。医生建议朝辉立即住院。

像许多人一样，诊断出来之后，我们就开始了孜孜不倦的搜索和学习。在一次搜索中，看到了约翰霍普金斯的一篇论文，讲述了肝转移的肠癌病人，经过肝部手术辅助的全方位的治疗，明显延长了生存期。在约翰霍普金斯有一个专门针对肠癌肝转移的综合部门。

这篇文章燃起了希望。于是，在朋友 David 的帮助下，朝辉的病例被送到了论文作者，肠癌肝转移综合部门的负责人 Dr. Bashar Safar 那里。美国医疗系统的病例是联网的，不同医疗机构都可以看得到。但是 CT 影像并不在联网病例里。给约翰霍普金斯送 CT 影像的过程花了很久。直到刚刚，他们的团队才审查讨论了他的情况。

这个电话，直接改变了我们的计划。给 Kaiser 打电话，听说是约翰霍普金斯医生的建议，kaiser 的医生不敢忽略，让我们直接去急诊。因为 Kaiser 预定要做手术的医院位于南湾的红木城，我们决定直接开车去那里，免得中途还需要转院。弟兄们还是在24小时开机待命状态。那天是令坤开车，有一个小时的车程。

因为疫情，红木城的 Kaiser 急诊门口一个人一辆车都没有，冷清清的。看着朝辉进去，我只能回家等电话。

他很快从急诊转到了住院病房。

住院医生打电话来："因为他现在吃着释血药，担心手术后止不住血。需要停药四次，也就是48小时以后，才能做手术。"

朝辉因为头晕，几乎不能吃不能喝。每拖一天，都是煎熬。我等在手机旁，随时等着医生的电话，也等朝辉偶尔发我一个微信。因为头晕，他不能看手机。从他来的每一个微信，简短的符号，都是我的一个惊喜。

好在，人在医院等待，比起在家里担心，还是更加安心一些。周三，终于等足了48小时，可以去手术了。

然而，波折没有结束。

释血药停掉，止不住血的风险没有了。但是因为他有深层静脉凝血，为了防止凝血块跑进肺和心脏里，手术前，医生需要在血管上装一个过滤器。在装过滤器的时候，发现了滤器的下游有凝血。而过滤器是不能滤掉下游的凝血的。

“手术风险太大，被取消了。”医生在电话里说。

现在呢？接下来怎么做？医生没有决定。

放射疗法是被 Kaiser 团队曾经讨论并否决的。放射科医生跟我解释过为什么不行，并且他说：“选择手术，是为了挽救他的生命。”

那么，现在呢？怎么做能够挽救他的生命？

我能想象到在医院里病床上朝辉的绝望。头晕的问题无时无刻不困扰他，不能吃饭也不能睡觉。因为脑部肿瘤影响到他的平衡，他被限制在床上，不能下床。而之前，朝辉一心期盼着手术能解决头晕的问题。

为何朝辉的治疗这么艰难呢？一波接着一波都是越来越坏的消息。

陈光牧师带领着为朝辉祷告的群，仍然每天为朝辉祷告。在化疗期间，甚至为他禁食祷告。义牧师，他那么瘦，每天早晨都为朝辉禁食祷告。

惠文和我打电话的时候，很诚实地跟我说：“每次祷告的结果，都是更坏的消息。祷告得都没有信心了。”

为什么都是更坏的消息？

我祷告说：“神啊，祢究竟要把我碾到多么绝望多么卑微多么狭小的角落，才肯显祢的神迹呢？神啊，还要怎么做才能对祢继续有信心呢？”

住院医生 Lynn 打电话来：“约了明天做射线疗法。”

因为疫情，我被困在家里，没有机会见到 Lynn。但是我对她印象很深。因为隔着电话线，我都能听出来她是一个很有同情心和责任感的医生。她在尽全力为朝辉想办法。并且，她惦记着我的担心，每有一个消息，总是记着给我打电话更新情况。

虽然放射科的医生已经解释过了，对于两公分以上的肿瘤，放射疗法不够彻底，此时，对做放射疗法，我已经没有疑问了。没有别的选择。

周四的一早，朝辉被转上救护车，送去南三藩市的放射医院。

我在家里心心念念地盼着，只要做了手术，他的头晕恶心就能解决。但是很快地，朝辉发给我一个消息：“只是做了一个头套。手术安排在下一个礼拜一。”

原来我不知道的是，做射线疗法之前要有一些准备工作。先要按照病人的头型做一个头套模子，确保做射线的时候病人一动不动，位置精准。背后还有工程师做工程模拟计算，决定用的射线剂量、照射时间、方向等等。

在头晕的折磨中从周四等到周一，是一个漫长的痛苦。可是现在已经是周四了，明天是圣诞夜。放射医院和其他医院不同，从周四开始放假。下周一可能已经是最快的安排。谁能影响到这个安排呢？

尽管知道无人能影响到这个安排，我还是希望确定不会遗漏任何我可能做的事情。我打了三个电话，有微乎其微的希望可能影响到安排：主治的肿瘤医生于医生、将要去做手术的南三藩市放射医院、住院医生 Lynn。

这时候，是周四的中午。明天是圣诞夜，不可能再有奇迹了。

如果不是用尽全身的力气，是不会感觉到那种彻底的绝望的。只有力气用尽了，才会感觉到，连一丝希望都没有留下的绝望。

我和朝辉通了个电话："星期一就星期一吧。"朝辉也接受了。

要不，还能怎样？我第一次真正地放弃了我的努力，接受了不想接受的安排。

是奇迹吗?

已经是中午。

我躺在床上。屋外是和我没有什么关系的加州阳光，尽管它灿烂着。

朝辉发信息给我:“安排我下午去做放疗。这么快！”

“什么? ”我叫起来！

这是怎么发生的? 不可思议。是奇迹吗?

接下来住院医生 Lynn 也打电话来告诉我这个消息。她说正在安排救护车送他去，但是卡在了救护车安排上。目前没有可调用的救护车。她也在等。

“可以我开车去吗? ”我粗粗算了一下时间，即使我开车过去，也是差不多赶不及的。

“不行。住院病人必须用救护车。” Lynn 说，“我再打电话到楼下去催。”

但是我已经顾不及想救护车的安排了，我在想“他的放疗时间安排在下午”。在一个接一个的坏消息里，这是第一个好的消息。

我问 Lynn:“这怎么发生的? ”

Lynn 说:“我也不知道，我们所有的人都在努力挽救他的生命。”

之后在不同诊所的治疗经历里，回想这一次的经历，感觉Kaiser 医院各个部门医生之间的协作特别好，从而使朝辉即使在这么多的波折中，也算没有被耽搁。这体现了 Kaiser 保险的优势。Kaiser虽然分很多不同的部门，但它们在同一个系统里协作。相比之下，更著名的医学机构如 MD Anderson， UCSF，Stanford 都没有这样好的协作。

后来，果然是因为救护车的安排关系，下午的放疗没有做成。但也不算太坏，改为第二天的上午，也就是圣诞夜的当天给他做。

不知道这样的安排后面，有哪些我没见过面、不知道名字的医生，放弃了他们和家人在一起的时间，帮助不认识的我们。

而朝辉，可以出院回家。

出院手续办好的时候，天已经黑了。我想像中，不知道见到朝辉的时候，他该是多么的憔悴。令我惊讶的是，他看起来状况不错。还是带着他的那顶深蓝色的毛线帽子，坐在轮椅上，收拾得很整洁很有条理的样子。他就像离开家几天的孩子，令担心的妈妈惊奇地，把自己安排得好好的。他多了一个银色手杖，因为平衡受到了影响。

我带了几盒巧克力。因为圣诞节了，想感谢照顾他的护士们，却只送了一盒给负责推轮椅的护工。因为疫情的控制，借着巧克力的感谢都没有办法传递。

第二天，我们开车去位于南三藩市的放射医院做放射疗法。放疗期间，需要在密闭空间里保持同一种姿势一动不动。为了这难熬的时光，朝辉把诗篇23篇背诵下来。《圣经》里的“诗篇23”一直是他的最爱，是他的依靠。在最后的一个月，在他休息的时候，清醒的时候，睡觉的时候，癫痫发作不省人事的时候，我给他读过，牧师给他读过，他的义兄玉超给他读过。

“耶和华是我的牧者，我必不致缺乏。

他使我躺卧在青草地上，领我在可安歇的水边。

他使我的灵魂苏醒，为自己的名引导我走义路。

我虽然行过死荫的幽谷，也不怕遭害，因为你与我同在，你的杖、你的竿都安慰我。

在我敌人面前，你为我摆设筵席，你用油膏了我的头，使我的福杯满溢。

我一生一世必有恩惠、慈爱随着我，我且要住在耶和华的殿中，直到永远。”

“做得很快。我背到第三遍的时候就结束了。”朝辉说。

开车回家的路上，是开心和轻松的。朝辉的头晕在做完射线后，立马好了。他有兴致给我讲在医院里没有和我在一起的这段时间的事情。“那些护士，都特别好。有一个亚洲女护士，她一直地劝我吃东西。她告诉我说:‘如果你的大脑放弃了，你的器官也会接到大脑的指令，放弃工作。’”

说着说着，他哭了:“我觉得那些护士，还有你，还有教会的弟兄姐妹，都是神派来的天使，环绕着我。”

“我们做圣诞大餐吧。”我说。朝辉的心情好，我的心情也好了，于是想起来今天是圣诞夜。我们从医院直接开去 Costco，买了龙虾和牛排。那天晚上，朝辉和我、孩子们、我的父母一起，全家过了一个仍然传统的圣诞夜。

没有像往年一样，早晨起来的时候，圣诞树下堆满了礼物。但是，圣诞树是孩子们去森林里亲手砍的。圣诞树上挂着的祝福，是教会姐妹们亲手做的。这是一个不一样的圣诞节，一个难能可贵的平安夜。这个平安夜本身，就是奇迹。被很多很多人的祝福托起来的。

后来知道的是，放射疗法通常要过一段时间才见到效果，并且通常在变好之前先是变糟。但是朝辉就是这样奇迹般的，做了放疗马上不头晕了，立竿见影。给他做放射手术的李医生很高兴地把这个消息和团队里原计划做脑手术的医生分享，说：“奇迹！”

怪又来了？

从最初得知患癌的震惊中稍微缓息过来，在应付打怪的同时，我迅速为即将到来的化疗挑战做了一些准备工作。

在第一次化疗开始前，请摄影师好朋友心炜来家里给朝辉拍了照片和我们的全家福，留下来健康的样子。拍完照片以后，我们俩一起剃成了两个光头。

我给家里安上了暖气。从2015年搬到这个房子里，家里一直没有暖气。冬天全家人围在客厅的壁炉前取暖，顺便一起读书。我因为喜欢全家挤在一起这样的时间，也就一直拖着没有装暖气。现在顶着疫情，请工人来把暖气装了。

我在厨房装了滤水系统。迅速扫盲读的癌症病人饮食指导书里，包括葛森疗法，特别强调饮用水的安全性。每天的饮用水，也可能是致癌原因之一。我们所住区域饮水来自于太昊湖，水质好，很甜，以至于到别的地方去都觉得水不好喝。房子是1938年建的，水管是镀锌管，70多年的历史已经被腐蚀不安全了。搬进来之后，我把水管全部换成了铜管。尽管如此，我还是加了家庭滤水系统。只要能做到的，我决心不留一丝怀疑的空间。

家里最有阳光的卧室在二楼，Leo 的卧室。我和 Leo 商量，可不可以把阳光的房间让给爸爸？如果爸爸不能够到处走，他在屋里就能晒太阳。Leo 非常乐意地把自己的床搬进了储物间，把电脑桌搬进了车库。玉超帮忙从邻居找了一个免费的床，又帮忙安上，买了一个新的床垫。

从得知朝辉患癌那天，我就开始了食疗计划。我从图书馆借书，店里买书，网上找资料，疯狂地学习应该怎么饮食。每顿饭，我都严格给他做食疗。

于是在第二次化疗的时候，准备工作做得更充分，知识的储备也更丰富。我在网上看到有一个人分享她应对化疗的办法：化疗结束的当天泡苏打浴，加速化疗的药物尽快地排出身体。做法是在浴缸里加小苏打、浴盐和精油。

结束化疗的那天，我在浴缸里放了水，准备好了苏打浴。朝辉很疲惫，但歇了一会儿，还是起身去泡澡了。

刚进去不多久，头上脸上就冒出大颗的汗珠。朝辉说："我要出去。"我扶着他出来，披着浴袍坐在浴缸旁的马桶上休息。他软软的，趴在我的肩上，好像没有一丝丝的力气。坐了一会儿，我说："咱们去床上躺着吧。"朝辉说："好"。

我扶着朝辉往床边走，走到一半的时候，发现他的脚突然失了力。我飞快地把他拖到了床上。

那是我最慌张最受惊吓的时刻。朝辉就在我的面前，我看着他，看着他离我而去。他没有反应，没有呼吸。我唤他，我用手拍打他的脸颊，我用指甲掐他的人中，都没有用。我拼命地叫"朝辉朝辉朝辉……"终于朝辉回答我说："哎，我在。"他低下了头，很疲惫，再也说不出来别的话。

我拨通了911。接线员一边跟着我讲话，另一边，家门已经响了。从接通电话到急救人员进门，大概仅用了3分钟的时间。小小的屋里一下子挤满了大个子的美国人，机器线路铺了一地。急救人员给朝辉测了生命指征，说没有生命危险，刚刚应该是发生了癫痫。于是他们离去了，临走嘱咐我说：“随时都可以给我们打电话。”

凌晨3:00，朝辉把我叫醒，清晰地说：“打911，是脑子。”之后就没有再说别的话。

闪着红色警报的车把我们家围了起来，睡眠不好的邻居们也都惊动了。911每次出车必是三辆车同行，救护车，消防车，警车。又是高个子的美国人挤满了屋子。因为昨晚刚来过，所以这次轻车熟路。很快把朝辉放在他们带来的一个椅子里，抬他下楼梯，放进救护车走了。

我随后跟着救护车到了医院。我把车停在楼下，却什么都做不了。医院门前只有冷冷清清的路灯。急诊处小小的门，也是关着的，家属不许进。我只好坐在车里哭一会儿。哭累了，回家了。

终于等来了急诊室的电话：“在他做过放疗的位置出现了水肿，压迫向大脑输送液体的那根管子，引起了眩晕症。他需要被转到重症监护室，我们现在正在准备接受他的房间。”

重症监护室我知道意味着什么。在疫情期间，我去过一次。好朋友的妈妈发生了脑溢血，我去医院看她。在那里，到处是机器，身上连着好多管子，闪着数字，滴着警报声。那些数字就是你的生命。在重症监护室的人，往往都是踩在生死线上。我探望好朋友的妈妈两天后，她走了。

朝辉现在的情况，手术已经被否决过，放疗刚做过，不可能再做，医生还有什么办法呢？

医生说，他们没有任何别的办法。唯一能做的，就是给他的身体输送高度浓盐水，希望用浓盐水消肿。用高度浓盐水的危险是会加重肾脏的负担，要取决于他的肾脏有多么强壮，能不能经得起连续的浓盐水。

对此情况，求谁都没用，唯有祷告。求他的身体能撑过去，浓盐水消肿起到作用。

一天的等待变成了两天。两天变成了三天。三天变成了四天。四天变成了五天、六天。

有时我开车到他医院的楼下。我不知道他在哪个房间，把车停在那里，往楼上观看。即使观看，我也不知道他在哪个房间，也没有交流。但是即使这样，在楼下，我能感觉跟他的距离更近一点。

有时早晨，太阳没出来的时候，我会独自爬上 Albany 小山，在小山上祷告。

我想永明跟神求三年，我不需要三年，我只要三个月。三个月，让我把孩子的事情安排好。

我给皖平打电话。皖平说："如果他要走，你就让他安心走吧。朝辉是个体面人，你想让他有尊严地走，你也不想他走的时候满身插着管子吧？"我听了很惊讶。满身插着管子就是没有尊严吗？我没有想过。我只在电影里见过，我以为人在医院最后走的时候，都是这样的。但是，也许这句话在潜意识里，为我们后来在家里安宁的选择起了一个很大的铺垫。

王韵提醒我说："你要做好心理准备。"能这样跟我说话的朋友，我知道都是真正的朋友，可是我不接受啊。

我和朝辉结婚不久，就开始跟着教会背包行，并且从此爱上了。我们俩都爱野外。而在野外，各种各样的意外都有可能碰到。

比如我们去科罗拉多爬山。科罗拉多最大的危险不是熊，而是打雷。夏天午后两三点钟，是最容易打雷的时候。而这打雷是很难预计的，即使上午是大晴天，下午也可能突然打雷。如果这时候你在树线以上，光秃秃的山坡没有躲避的地方，那你恰巧就会是雷最容易认准的最高导电体。

我们去科罗拉多的阿堪萨斯河白水漂流。夏天的早季，融化的雪山水，让河水又快又急。有一次在一个小瀑布，因为我坐船头的位置，船以几乎90度角倾斜冲下瀑布的时候，我的身体直接成了180度悬空，只有腿还留在船里，幸好被我的同伴揪住了。

有一次，从 14 千英尺的山顶下来的那天，我们的同伴 Greg 平安地走过了最危险的雪山坡，在相对平缓相对安全的草坡上，突然开始往下滚。一群队友眼睁睁地看着他从山坡往下滚，速度并不是很快，但是显然停不下来，因为没有可以阻挡他的。滚到有灌木的地方，他停了一下，我们刚要欢呼，他又接着往下滚，因为速度太快没停住。最终，他的手揪住了灌木，停了下来。停下来的地方，就在悬崖的边缘。悬崖大概是两层楼的高度，不算太高，但是下面全是大石头。

还有一次，我和朝辉两个人去落基山背包行。午后，刚走出帐篷，看见一只黑熊，距离我们不过几步之遥，面对着一棵树。我们互相看一眼，悄悄地退回到帐篷里躺下了。待熊走后，在那棵树的树干上，看到几道新鲜的深深的利爪痕迹。

我们俩都不是非常冒险的人。但是喜欢野外，就只好承担风险。这些虽然都是小概率事件，但也是真实存在的。野外的经历让我们俩早早就意识到：明天和意外，不知道哪个先到。在孩子还小的时候，我们把遗嘱写好，把人身保险买好，保证如果意外发生，孩子能够经济上无忧地被支持到大学毕业。

来到加州以后，这些都还没来得及更新。孩子长大些了，环境变了，身边的朋友也换了。需要给孩子指定新的监护人。加州的法律规定：如果没有遗嘱，一方父母过世，政府会担当起另外一方父母的责任。带孩子离开加州，必须找政府批准，很是麻烦。这些年的生活过得忙碌又安逸，我们都还没有重新整理遗嘱和做信托。

“求神给我三个月，让我把世界上的事都安排好，若他走，我便可以安心地跟他走。”

重启新生命

等到第七天的时候，朝辉回家了。

这一次他变得和以前很不一样。

他带回家一个助步车。因为失去了平衡，他不能一个人站，身边必须随时有人。

他的肌肉几乎完全消失了。他说："在医院的时候，我看见肌肉一天天没了。我查资料，发现肌肉迅速消失是人临终前的一个征兆。"他不好意思地笑笑，为他的胡思乱想对我感到抱歉。

见过非洲难民的图片就知道，人极瘦的时候会显得大关节，胳膊和大腿清楚地看到两根骨头，一根粗的一根细的。洗澡的时候，看到了刚回到家的朝辉，就是这样。

因为是脑部的问题，朝辉在医院的时候被严格限制在床上。床有重量监控，如果重量有变化，警报马上会响。但是即使这样，他在床上不停地动他的腿和胳膊，尽量做运动，尽量想保持他的肌肉。这是朝辉过人的坚强之处。。

"他是最好的病人。"护士给我打电话的时候，这样跟我说。朝辉尽量不麻烦护士，甚至还去帮助其他的病人。有一个不会讲英文不会讲普通话只讲广东话的老太太，因为疫情家属不能陪同，想吃什么饭都不能够交流，她就不吃。朝辉凭着他会讲客家话、上海话、普通话的语言天赋，居然能跟只讲广东话的老太太沟通，帮她跟护士沟通，帮她点吃的。

他带回家一堆的药。现在的药更加复杂。防止癫痫的药，消肿的盐粒，激素药，释血药，头晕恶心药，便秘药，腹泻药……在医院的时候，护士给药时间非常严格，夜里睡着也要叫他起来，看着他把药吃下。每种药吃的时间、间隔都不一样。加上激素药要一点一点减量，每天用量都不一样。他用一个小本子，把吃的什么药，什么时间记下来。他生病以来，我承担了大部分事情。唯有吃药的事，一直都是他自己管理。

他像一个婴儿，开启了重生。

理疗师到家里来，教给他学习站立，找平衡。有时是Leo，有时是Andy，把肩膀给爸爸扶着，出门走路。他走直线的时候会无意识地往右走，越走越偏。他的身体也越来越往右偏，如果没人在身边，一直偏到摔倒。

他也开始能吃饭了。吃饭，加上锻炼，他的肌肉一天一天地长，以几乎肉眼可见的速度，恢复回来。“最喜欢摸你的大胖腿了。”每天晚上睡觉，我摸着他的大腿和屁股一天天鼓起来，喜滋滋地说。像看着婴儿成长那样欣喜。

有一个不认识的群友凌霄，给了这个时候的朝辉很大的精神支持。

生病不久的时候，经Julia介绍，我加入了一个微信群，叫“笑谈癌症”。500个人的大群，成员总是满的。群主过一段时间，会整理一下成员，请不需要的人出群，把位置让给需要的人。群主叫刘淑明，是一个精致美丽的上海女子。她不光是给极其有需要的人提供了这样一个交流平台，并且不时地请专业人士或医生做公益讲座。有时候，群里因为不同意见发生争执。刘淑明的处理总是不偏不倚，稳重而不偏激，对双方都表现出了同情和包容。群友有时候对病情或者治疗有疑问，刘淑明的回答总是言语谦卑恳切，显然做过了很多的研究，专业知识丰厚，但是她并不假定自己的权威，或是炫耀自己的学识，而是给出中肯的建议。她是一个让我尊敬且钦佩的人。

有很多人，也许是个人的原因，也许是某种其他原因，对世界有了担负，有了付出，因此默默地影响了许许多多的人。这样的付出，帮助了许许多多的人，但是并没有任何回报且不求任何回报。我很为他们感动，愿我自己也能做这样的人。他们是幕后的英雄，比站在光里的更光芒。

朝辉没有在群里。但是，我常常把群里发生的事讲给他听。朝辉这次住院回来，我从他那里听到了许多回凌霄的名字。他说，他经常会想到凌霄，从她那里得到启迪：“如果生命没有了长度，那就多一些厚度吧。”这是凌霄说的话。

凌霄得的是晚期胃癌，一直在安德森癌症中心治疗。当时医生预计她只有六个月的生命，但是如今已经三年了。“朋友们都说我是奇迹。奇迹很大程度归功于我的心态。”凌霄说，“我敢说生病之后，我的生命质量变得更好。”

生病之后，凌霄热情勃勃地投入到生活当中。她买了果树苗，种在后院，如今已经吃到果子了。她选修了自己喜欢的课，为她的旅行阅读大量的书籍。她不停步地旅行，不是普通意义上的观光游，而是去中东国家深度游，跟当地人一起生活。有一次化疗第三天就坐上了飞机。她说，反正也是难受着，不如就坐在飞机上。有一次骑骆驼，从骆驼上摔下来，鼻子出血止不住，只好去当地诊所。

应许多群友的请求，凌霄答应在群里做一个讲座分享，分享她的经历和精彩旅行。消失了两个礼拜后，她再次出现在群里，很抱歉地说："因为发烧，没有能办讲座。"

有人问："你现在做什么治疗呢？"

凌霄说："我已经无药可用。"

每到这时，总会有人出于自己强烈的、很希望能做什么的善意，建议说你可以这样这样……

凌霄只回答一句："我已时日无多。"

这几个字的背后我看到了惨淡的微微一笑。

不久以后刘淑明向大家汇报了凌霄去世的消息。

不管结果如何，凌霄做了朝辉和我的榜样和英雄。

生活的美好，是神赐给祂所造的人。任何时候，也不能忘记去热爱生活，即使痛的时候，即使知道生命要结束的时候。从生活中寻找美好。凌霄是这样做的，朝辉也是这样做的。他也做了我的英雄。

朝辉说，这是他的重生，重新生长起来的生命。从学走路开始成长起来。与此同时，他的头发也开始生长。新生的头发像小婴孩那样软软的，而他以前的发质是那种硬直倔强怒发冲冠类型的。

新的生活方式

朝辉的情况稳定下来后，我开始上班了。公司一年只有两个月全薪假加一个月的无薪假。今年刚开了个头，我还要把假期预留给未来需要的时候。

于是，把朝辉的早饭弄好，午饭安排好，我洗了澡，换上工装，开车进入到上班的车水马龙里。坐在车里，脑子里自动播放的居然是“堕落天使”。

> 你那张略带着一点点颓废的脸孔
> 轻薄的嘴唇含着一千个谎言
> 风一吹看见你瘦啊瘦长的脚阿喀
> 高高的高跟鞋踩着颠簸的脚步
> 浓妆艳抹要去哪里
> 你那苍白的眼眸
> 不经意回头却茫然的竟是熟悉的霓虹灯
> 在呜咽的巷道寻也寻不回你初次的泪水
> 就把灵魂装入空虚的口袋
> 走向另一个陌生

我对号入座，非常切合地感觉我自己就是那个“堕落天使”。公司、工作，现在对于我，就像是“另一个陌生”。而身边的车水马龙，则是“熟悉的霓虹灯”。

我被自己的“堕落天使”感动哭了。

《堕落天使》背后有一个悲伤的故事：女人阿玫深爱着她的丈夫，但是婚后不久，她的丈夫得了重病。阿玫于是出去做妓女，为了赚钱照顾她的丈夫。

上班路上的我，灵魂是一样的空虚。曾经对工作投入全部热忱的我，现在满心只有在家里生病的丈夫。出门，就像是去做妓女的阿玫，带着空虚的灵魂，只是为了赚钱。

上班做实验，等待着电脑采集数据的时候，我把前面的经历写了一首歌，发给朝辉：“你来谱一个曲？”

经过反复的修改，我们合作写下来人生中第一首歌。

歌词写下了我们共同经历过的痛苦、迷惘、绝望，和不放弃的盼望。朝辉的曲谱得很美，因为有我们共同的感动。

《你的应许》

要爬过多少山头
才能牵祢的手呢?
要穿越多少深谷
能遇见祢的等候?
眼泪流过的地方
会出现彩虹吗?
是不是只要相信
人生便可白首?

Chorus:

风吹过的地方

有鸟儿在歌唱
太阳落下去的时候
天上有闪亮星光
祢的答案
写在书里
祢的应许
从不落空

Verse 2:

夜幕下的鸽子啊
收拢了它的翅膀
风暴后的海豹
躺卧在沙滩上
要经受多少苦难
才能喜乐不忧伤
还要负重走多久
才得最后的自由

Chorus:

风吹过的地方
有鸟儿在歌唱
太阳落下去的时候
天上有闪亮星光
祢的答案
写在书里
祢的应许
从不落空

朝辉弹吉他并主唱，我和唱，配上我们从前旅行的照片，朝辉把这首歌做成了一个小录像。

我把歌发给好朋友王韵看。她的评语居然是："即使你们在一起的时间很短，也值了。"

虽然惊讶她莫名的评语，但是我懂。并且为此感谢。

相爱难得。相知更难得。不论短长。

从这首歌开始，朝辉的一个新爱好被解锁：写歌。在接下来的一年里，歌声充实了我们的生活。朝辉离开，但他的歌声留了下来。

我们的生活进入了正常状态，一种新的正常。

很多的人，可能不在少数的人，在生了病之后便开始旅行，或者列出一个愿望清单，一样一样去实现。

很自然地，我们不止一次谈论过这个问题。朝辉说："我唯一的愿望，就是陪你们多一些时间。"

我说："我的一生也没有遗憾。"

所有想做的事情，在想做的时候，都做了。

我们相爱。爱着，也被爱着。

在孩子需要陪伴的路上，我们给了他们陪伴。

唯一的遗憾，就是希望陪伴再久些。

刚到美国的时候，我在国内的研究生导师来美国我的学校访学。他劝诫我说："你不要总想着玩，先好好地把学问做好。你看，到我现在这样，去哪里玩不行啊？"

我的导师工作非常地勤奋。加上他的聪慧，很年轻就成就斐然。然而，年轻的生命，停在了年轻的48岁。肺癌。

他原为劝诫我的话，却被我往反方向深深地听进去了。想做的事，不等。不停止玩。不停止寻找生活中的美好，什么时候都是。奋斗的时候，闲暇的时候，痛苦的时候，哪怕是现在，在等待的时候。

我和朝辉自从在一起，就没有停止过旅行，没有停止过恋爱。

如果有人问："世界上，还有那么多地方，你没见过，难道不想去看看吗？"

我们回答说："因为我们已经去过世界上最美丽的地方。不同的风景再多，只不过是人的欲望在打卡而已。"

《消失的地平线》这本书，给每个读者心目中种了一个香格里拉——心目中世界上最美的地方的样子。我第一份工作的老板 Steve Wayne 告诉我，他去过香格里拉。香格里拉是什么样子的呢（不是中国的香格里拉市，而是《消失的地平线》这本书描写的香格里拉）？

"我先是坐了很久的飞机，从美国到了昆明。然后换上汽车，坐了几个小时。然后，到了一个小县城：香格里拉。难道这么折腾，为的就是这样一个小县城？我在很疑惑，又很失望的时候，被送上了一辆越野吉普车。吉普车在没有路的山里又开了几个小时，来到了一家酒店。这是一家世界连锁的五星级酒店，专门在极美但是交通不易到达的地方建造。让客人享受到只有野外背包客才享受得到的美景，同时却有五星级的享受。香格里拉在哪里呢？从这个酒店往外走。不管往哪个方向，走两个小时，停下来。那就是你心目中的香格里拉。”

最美最美的地方，是心中的香格里拉。

还在上学的时候，我和朝辉跟着教会，去科罗拉多的落基山背包行。那是我们参加的第一个背包行。我们对背包行的喜爱，也是从这次旅行开始的。那时候，国内的民间户外运动还刚刚起步，我们的游记、摄影、简介被刊登在国内的《户外探险》杂志上。

目的地是科罗拉多1万4千英尺的山。走到了树线之上的时候，我忘记了一路负重登高的酸痛，心中被欣喜充满了：满山谷鲜花遍野，草地翠绿如茵。脚底踩下去，任何地方都踩不到泥土：草太厚，被汩汩的雪山水浇灌滋润着。真的是宛如仙境，童话一样的地方。

带队的 Greg 安排了一个活动：每一个人，找到一个地方，确定你看不见别人，听不见别人，别人也看不见你，听不见你。在那里和自己呆两个小时。做什么都可以，不做什么都可以。

那两个小时的时间里，我所在的地方，就是我心目中的香格里拉，世界上最美最美的地方。

2017年三月的某一个周六，我问朝辉：“我们去优胜美地雪营吧？”于是打上包，开车去优胜美地国家公园，拿了野外许可证，租了雪鞋，开始了说走就走的旅行。

三月末，已经是山花遍野。进公园前，路边招摇着大片大片的黄色罂粟花，加州州花。然而，在优胜美地的山上，积雪依然是盖到“STOP”路牌的顶端。滑雪场依然在热闹地运转着。

雪中的步道是从 Beaver's bend 到 Glacier's point。在夏天的时候，这是一条开车走的主道，现在的积雪中，成了雪中步道。离开步道起始没过多久，我们就离开主路，往旷野里走去。

雪地没有一个脚印，没有一点人的痕迹，动物的痕迹也没有，宛如初雪。天地辽远而开阔，白雪洁净且无垠，我们小小的黄色帐篷，安置在空旷的天地间，洁白的雪地里。空气中安静极了。用雪煮水时，气泡挣脱的微细声响增强了这安静。无声不寂。早晨的阳光照进帐篷，照在结满冰凌的背包上。天地静谧，只有我们俩。

那天，天地空旷的雪地，是我们心目中的香格里拉。

这样的旅行有很多。去过最美最美的香格里拉，从此世界上任何地方都不再具有强大的吸引力。

朝辉不工作了，我们安心过日子。安心陪伴彼此。

朝辉研究疗法的最新研究进展，加上对付疾病的各种情况。我则研究营养饮食给朝辉做饭，外加带他走路锻炼。

足球明星 Tom Brady 宣传他的饮食，称为 TB12 饮食。有人说他的饮食难以坚持，因为他有一个专门的厨师，这是普通人难以做到的。朝辉有一次一脸得意地得瑟说："Tom Brady 有私人厨子，我也有。并且我的私人厨子是博士，专门为我量身定做。我比 Tom Brady 厉害。"这个私人厨子还兼着他的私人教练外加按摩师。

每天必做的功课和享受是去公园走路、祷告、做冥想、练八段锦、听鸟唱歌。时间多的时候，就跑得远些：穿过湾区大桥，到海的对岸，Mount Tamalpais， 或太平洋一侧海边。 时间少的时候就近些：想去山里的时候去 Tilden，想去海边的时候去 Albany Beach。

三月，我们在加州北部 Mendocino 的红木森林里租了一间小木屋，两个人住。第一天的夜里，在温馨又陌生的小木屋里醒来。朝辉告诉我："我做了一个快乐的梦。这是生病以后，我第一次做的梦是快乐的。"

"我也做了一个梦。我梦见我们住在东荒俊疾山，你生病了，我在照顾你。" "东荒俊疾山"这个名字，醒来我还清清楚楚地记得。我把《三生三世十里桃花》的场景，非常贴切地混合着我们所在的环境，代入到梦里了。

加入了"上山（Take To The Hill）"志愿者组织，在伯克利的公园维护和种植加州原生野花。本来我们就是要去山里走路，在灿烂温暖的阳光里除草和种花，给远足加了一个美好的目的和陪伴。

四月，朋友约我走迷失的海岸线背包行。"迷失的海岸线"在加州北部，因为被雄伟的王脉山阻隔，没有车辆可以到达。唯一到达的方式是背包徒步，也因此保持了最自然原始的状态。我和朝辉在2019年的时候，带孩子们走过，震撼过。

我拒绝了她的邀请，因为没有心思把朝辉留在家里自己出门。但是在他们出发的那个早晨，我突然萌动了心思。朝辉也鼓励我："你去吧。"朝辉最懂我和照顾我在精神上的需要，从来都是无条件地支持和鼓励我。虽然他在生活中很笨，不太会照顾人。

于是我把朝辉托付给他的义兄玉超照顾，自己临时打包。

那个25英里的背包徒步穿越，我走得异常孤独。在夜晚清冷的月光下，我坐在巨大的卵石滩上，独自一个人面对着咆哮的大洋。这片没有人类痕迹的原始海滩，跨过亿万年时间，保留着神最初创造世界的痕迹，给生命短暂的人窥视一瞥 —— 永恒是什么。人的生存，不过是一瞬。

我和朝辉一样，都是在自然中，最能寻到与神的对话与沟通。回到家，我们合作写下第二首歌：《迷失的海岸线》。

走进迷失的海岸线
踏上远离城市的遥远
漫漫晨雾里静默的背影
荒野中谁在呼唤
一片片无际的鲁冰花
长长的隔断天海的悬崖
四月阳光里猎猎的北风
仿佛伊甸园神话

我独自找寻你
浪声围起我的寂静
那一夜，我看见
今生最亮的月光
海浪中的一滴水
溅到了我的掌心
冰冷的瞬间，触摸到
祢的温暖
神说你要相信
永恒的应许和生命

我会与你同在，伴你入眠
在迷失的海岸
哦……
哦……
在迷失的海岸

每两个星期一次的化疗，朝辉也慢慢地摸索到他的身体周期变化。每次化疗一周之后，感觉开始变好。在感觉变好的那一个周，可以安排一些远足。

五月，我们去 Castle Craigs State Park 野营，爬到了山顶，远眺 Mount Shasta 雪山顶。去了 McCloud 瀑布，坐在石头上，脚泡在清凉的水里。

肿瘤标记物 CEA 数值一直在下降。主治医师 Melnik 看着肿标，很有信心地说：“有些肿瘤，化疗就化没了。”

在三月做影像的时候，肿瘤占位几乎不变。但 Melnik 说：“也有可能是钙化了，占位不变。”的确，肠癌群里有一个人就是这个情况，肿瘤占位不变，但是已经没有活性了。

Melnik 的话，给我们很大的信心。一边应付副作用，一边蛮有信心地期待：也许化疗就把癌细胞化没了。

接受帮助

人是群居的，以社会和社团的形式，生活在群体里。相互支持，并且相互争执。

教会是我们的生活中最重要的一个群体。在中国长大，从小到大，集体的概念已经种植得根深蒂固。从小便是班、年级、学校。大学的时候，有实验室和宿舍。一直都在属于某个团体中过团体生活，它带来一种归属感和稳定感。

在美国没有集体的概念。美国长大的孩子，更加理解朋友、团队、邻居、同事、社区，但是可能理解不了中国长大的孩子要寻找的这种属于一个集体的归属感。

没有集体生活，避免了集体生活的束缚和不得不应对的争执，但同时也缺少了属于集体的温暖。人们相互关心，但是似乎缺乏某种稳定感。搬家了，邻居就没了。换工作了，同事就换了。

教会生活在很大程度上，给我们找到了可安心的归属感。教会就同任何社团一样，只要超过几个人就会有政见，有不同意见，有喜欢的和不喜欢的，因为每个人都有自己的想法。但是不管这些争执，在更基本的层面，我们有共同的相信。在共同信仰的基础上，对归属感的渴望让你不得不妥协掉一些尖锐的个性。

朝辉一直带孩子们去教会，从他们出生开始。圣经上说：

“不要停止聚会。”圣经上还说：“一个肢体受苦，所有的肢体跟着一起受苦。”

2017年，我们所在的伯克利中华归主教会青草地团契举行夏日野营。那次野营，我负责准备食物。

早饭后，程菁很着急地过来问我：“有没有准备咖啡？永明头疼。可能是因为每天早晨都要喝咖啡，身体找不到咖啡因，所以头疼。”

我没有准备。跟美国人野营的时候，咖啡是必备的，哪怕是速溶咖啡。但几次和中国人的野营，发现并没有人在意咖啡，后来我就不准备了。还好城里不远，程菁去城里买咖啡。

回来后不久，永明发现肺癌。晚期，已经扩散到脑和脊柱。程菁说：“大大小小的肿瘤，数不清有多少个。”

永明是一个爱主的好弟兄。我们刚到教会的时候，作为新朋友，在大门口永明向我们走过来。他脸上的笑容那么亲切和煦，让我在一瞬间找到了被欢迎的感觉，真真是“如沐春风”。他真诚谦卑的姿势，瞬间拉近了距离。我常常会拿朝辉和永明比较。他们两个人在这些地方出奇地相似，谦逊温和、谦谦君子、待人超过待己。

后来的几年，只见过永明几次。一次是在他们家客厅里，永明生病不久，我和朝辉去看望他。原以为放下东西就走，永明却意外地从屋里出来，坐着和我们说了会儿话。原以为他病得很重，但却看起来正常的样子。

后来永明来参加了几次周日礼拜。他戴了顶帽子，容颜已经变了。可能是有些浮肿，脸胖胖的。他从前很精干。

三年以后，永明的两个双胞胎女儿一个上了 Stanford，一个上了 UC Berkeley。听到这个消息的时候，我不知为何就哭了。感动得哭。

因为永明在刚生病的时候说："求神给我三年，让我陪孩子到上大学。"

在抗癌路上，他是我们先行的榜样。在病得那么重的情形下，五年以后，他仍然在陪着程菁、陪着孩子们。他让我们见证了奇迹，见证了祷告的力量，给了我们很大的信心和指导。

而程菁是一个非常非常坚定的女性。很多次，在我无助的时候，她以她的经历，爽朗的谈笑，和举重若轻的态度，给了我榜样和前行的力量。我给程菁打过很多次电话。生病之初、治疗路上遇到瓶颈的时候、感觉压力大的时候。

在脑部肿瘤放疗以后，朝辉还会继续头晕。程菁说永明做了全脑放疗以后，一直都处于头晕的状态："没啥，就是每天二两酒三两酒的状态。"我给她逗乐了。朝辉的头晕，也开始用几两酒来评估。他从三两酒的状态变成二两酒状态，最后戒了酒。

无助的时候，程菁说："就算是医生没有办法了，我们不是还有个神？"

陈光牧师和惠娟师母在整个旅程，一直都在陪我们。拿不定主意时商讨治疗方案，帮我定心。心里不安的时候，帮我祷告。而每次祷告，都让我安心。整个教会都在为朝辉祷告。在任何我们有需要的时候，来自全教会的帮助时时刻刻都在。教会成为我们医治过程中最坚强的后盾，最坚实的避难所。

除了教会，我们也从邻居、公司和朋友那里得到很多的支持。门口经常性地出现一些新鲜水果、蔬菜、海鲜、甜点、饭菜、鲜花、卡片。邻居见面的时候，给我一个拥抱。提醒我，“我们一直在，不管你需要什么。”

我们住在亚利桑那的时候，有一次家里花园的水管破裂。我的爸爸妈妈不会讲英文。我的邻居们给我发信息。很多的邻居聚在一起帮忙，打电话找水公司、找工人..... 我在亚利桑那，想象得到我们家门口很多邻居聚急帮助我无措的爸妈的情景。

这些帮助，不单单是物质上的，更是心灵上的，让我们不孤单。

需要帮助的时候，不要害羞，有一颗开放的心胸，大胆地接受一切能够接受的帮助。朝辉是这样的。

我的羁绊，一部分来自于从儿时便开始培养的传统的礼尚往来的观念。接受了东西必须通过某种方式，在某个时间还回去。天下没有免费的午餐。所以在接受礼物和帮助的时候，我显得迟疑和犹豫。

朝辉不是。他有孩子一样单纯的心。当然你也可以批评他“不懂人情世故”。

朝辉的爸爸妈妈第一次来美国的时候，在达拉斯的家里，牧师给他们传福音。牧师说：“耶稣为我们白白地钉死在十字架上。你什么都不需要做，只要信，便能得进天堂。”

朝辉的妈妈很惊讶地问道：“哪有这样的好事？什么不用做，就白来了？”朝辉是客家人，他的家乡在福建山区。那里民间佛教的风气很盛，几乎家家都烧香拜佛请和尚念经。若要佛祖保佑，需要烧香拜佛做善事才能得到。基督教的信仰是“因信称义”。不需要付出，没有礼尚往来，单凭信，便可得到。这在朝辉妈妈七十多年人生经验里是不存在的。

刚到美国刚到教会的最初几年，我也有过同样的惊讶。

我相信“爱的篮子”的理论。每一个人心中，都有一个爱的篮子。每个人都要首先爱自己，把爱的篮子装满。当爱的篮子满了的时候，自然要往外溢。

付出不求回报的，并不是出于自我牺牲、无私高尚的情操，而是在祝福中的自然做法。朝辉告诉我说：“在接受的时候，你心理上不需要有任何负担，以后你可以帮助更多的人。”

类似的话，我在不同的场合、不同的时候、从不同的人那里都听到过：“不，你不需要感谢我。你可以去帮助其他人。”

我渐渐地学会，看到有人对我帮助，我会为他高兴。因为他爱的篮子是满的，是一个受祝福的人。同时，帮助别人的时候，我心里是开心的，因为我的爱的篮子是满的，我是受祝福的。在给予的同时，便已经得到了回报。

在我身边的大多数人，都是更容易给予，超过接受。朝辉的生病，改变了我的态度，让我学会了欣然接受。日本的佛教有一个概念是“和颜施”。施舍，不一定要做在物质上和行为上。一个微笑，也是一种施舍。怀着一颗感恩的心欣然接受，也是“和颜施”，是一种给予。接一颗微笑的种子，让它在别处开花。

朝辉非常在意他能不能帮到别人。他随时都愿意帮助别人。生病之前如此，生病之后也惦记着。他对世上的东西都不在意的时候，却还在意能不能帮助到别人。

疫情刚开始的时候，政府颁“居家令”和“宵禁”，警告大家尽量少去商店买菜。对所知不多的“新冠”病毒，所有人都极为紧张。老人是最首先受保护的人群。我们住的街上，有好几家只有老人居住。被居家令困在家里的时候，我和朝辉敲门问了住在我们家附近所有老人的买菜需要。每周去一次 Costo，大包小包地往家扛，一家一家地送。

疫情前，朝辉发起了一个“铁磨铁”弟兄聚会。他这样做的原因是受到了姐妹们频频聚会的启发和刺激。显然弟兄们在社交方面比姐妹们更加不在行。这个聚会，是为了增加弟兄间亲密联系，也作为劳碌中的休息。在疫情当中，朝辉注册了一个 zoom 账号，把这个聚会改为线上。生病的时候，我很担心他不工作了，正常的社交圈子也不见了，就如同退休综合症一样，引起心理落差。但是，在过去一年里，弟兄们时常陪他走路，讲话。去啤酒屋喝啤酒，弟兄们喝啤酒，他喝不含酒精的麦芽啤酒。去咖啡屋喝咖啡，弟兄们喝咖啡，他喝杏仁奶的不含咖啡因的拿铁。我一直怕他因为生病落单，这些陪伴帮助了他。在亚利桑那的时候，四月回了一次加州过周末，弟兄们过来看他，坐在院子里聊天。虽然他因为累，不太讲话，但是陪伴就在那里。听着人聊天，他没有落单。

陈光牧师说的话很好：“你越是觉得自己重要，你便越是微不足道。你越是微小，你便越大。”

若一个人卑微到尘埃里，便能开出花来。

朝辉的追思礼拜，来了那么多的人，缅怀他在往日的点滴，对各人的帮助和影响。他留给大家很深的印象是有一次野营，天气特别地热，他给大家搬来一车西瓜。瘦瘦的他坐在一堆西瓜当中微笑。

曾经一颗微笑的种子，开出了花。

人到一生最终的时候，真正能留下来的在世界上的存在，只有你留下来的爱，留下来的对他人的影响。其他的东西，都消散在风中。

有一首歌里唱的：

If I can help somebody
As I travel along
If I can help somebody
With a word or song
If I can help somebody
From doing wrong
My living shall not be in vain.

未雨绸缪

虽然于医生在当时对我们说的话是：“以后你的化疗要一直进行，不能停，没有假期。”我们了解到：三药的化疗最多只能做 12 次就必须休息。否则身体承受不住。

我们一边期待着 Melnik 说的结果，三药直接把肿瘤打没，一边也要心里有计划，12 次化疗以后，怎么做。

朝辉有一个突变叫“BRAF V600E”。人体内，细胞何时生长和何时停止生长都有非常精密的调控。当调控细胞生长的基因BRAF发生了突变，细胞从基因那里得到持续的信号，告诉它继续分裂继续生长，却没有指示说何时停止。简单地说，就是肿瘤细胞持续分裂生长，并且不知道停。

这是一个很坏的消息。

BRAF突变更常见在凶险的黑色素瘤中，在肠癌里并不多见。BRAF突变是肠癌中预期最差的一种。

但坏消息里的好消息是有相应的靶向药可以用。美国 NCCN 肠癌用药指南中，BRAF 肠癌二线用药是 BRAF 抑制剂康奈非尼，联合 EGFR 抑制剂爱必妥。靶向药的副作用很小，只是痒痒，长皮疹。“和化疗相比，那算什么呀？就是长几颗青春痘而已。”程菁这样跟我说。

靶向药的治疗效果好，且因为标靶精准对身体伤害小。但是，不可避免的问题是过一段时间会产生耐药。化疗有可能将癌症治愈，单用靶向药将癌症治愈却几乎是不可能的。用抑制剂堵住了它的通路，它会想办法另开一个通路绕过去，或者不断扩增导致抑制剂管不住，或者直接产生新的突变。癌细胞狡猾得很。

我们的目标是治愈。尽管于医生说了“不可治愈”。我们自己的命，必须自己争。

看了很多书和文章，放弃传统治疗而癌细胞神奇消失的例子，不只是道听途说一两个。虽然看了各种无药而愈的办法，也都在实践着，我们还是不能够放弃传统医疗。科学，相比零星的无根据的例子，显然更值得依靠。

任何人说“我保证治愈你……”、“吃了xxx就好了……”，我都不敢信。我们听过一个令人激动的分享，癌症末期的 Nichole，在没有任何治疗的情况下，癌细胞神奇消失。Nichole 说，治愈她的只是祷告。我不是不信，只是不知道这样的神奇，怎么样能降临到自己。

毕竟，在这场与癌症的博弈里，没有谁比自己下的赌注更大。

对化疗之后的治疗，当时的想法和预备有这一些：

一、约见斯坦福医学院的 Fisher 医生。

已经有几个人，从不同的渠道推荐 Fisher 医生给我们。教会的爱丽丝姐妹打电话告诉我：

“你们去 Fisher 那里吧。我的同事在 10 年前肠癌晚期，医生说还有六个月了。结果她去了 Fisher 那里。Fisher 说：‘我的方法和其他医生不同。其他医生按照1、2、3、4的顺序用药，我是反着来4、3、2、1。这是有风险的。你愿意吗？'我的同事同意了，结果6个月治好了。Fisher 的团队还专门为她开了庆祝会。'"

Fisher 在网上的口碑不好。对他的抱怨几乎都是说同一件事：他太直接，不在乎患者心理。朝辉告诉我的一个例子：

"有一个韩国人，太太是 Fisher 的病人。他太太过生日的那天，窗外在下雨，太太的心情很好。Fisher来看她，看着窗外，对她说："这可能是你看到的最后一场雨了。"他太太听了这话，心情顿时变得非常低落，两天后去世了。"

斟酌了很久，朝辉说："对 Fisher 的抱怨都是交流上的，只要自己心理强大，做好心理准备，不去多想就行。在经验和学术上，Fisher 还是很强的。"

撇开听说来的故事，Fisher 是美国国家癌症研究所（NCI）消化道癌症指导委员会的委员。他纵览全局，对肠癌前沿的进展应当非常了解。

Fisher 的直接，我们后来也亲身经历到了。

我们约了 Fisher，准备让他做我们的主治医师。也许，他会有秘密武器，我们不知道的方案。

二、约见加州大学旧金山医学院（UCSF）的 Dr. Atreya。在搜索临床实验过程中，我们看到 Atreya 主负责的一个临床实验：针对 BRAF 突变的肠癌病人，用靶向药加上免疫药 PD-1。单用靶向药治愈不可能，如果加上免疫治疗并且免疫起效的话，治愈是可能的。

三、约翰霍普金斯做肝部手术的希望也没有放弃。在第一次会诊中，他们认为没有手术的可能性。但是如果化疗使肿瘤缩小，手术的可能性还是存在的。他们说可以再次评估。

四、自然杀伤细胞疗法，也叫NK疗法。我们认识的朋友Paul，十年前晚期黑色素瘤被治愈。他的治愈原因之一是去德国做了NK疗法。我和朝辉都对此疗法抱有很大希望。

NK疗法目前在德国和日本做得最好。我无从知道“好”如何被定义。在德国和日本已经在临床上实践很多年，应该可以相信他们有更多经验，技术也更可靠。Paul 在德国治疗，是10年前的事。

中国的NK疗法，最近也开始有了很大发展。六年前，因为媒体上沸沸扬扬的魏则西事件，生物免疫疗法在国内被一度暂停，大大影响了这项技术在国内的进展。直至近两年才重新开始。但是今年又发生了马进仓被无良医生推荐用NK疗法，导致人财两空的悲剧。非常遗憾地看到，因为制度上的不完善，有人牟利操作，一个人，一件事，可以极大影响到一个技术领域的发展和应用。

NK疗法的研究和发起实际上是从美国NCI的教授Steve Rosenberg 开始的。他的学生回到了德国，和妻子开了一家私人诊所，把NK疗法用到了临床实践，就是Paul 治疗的那家诊所。但是，在美国却没有进一步的发展。这需要归功于 FDA。美国的 FDA 批准的是药，而不是办法。NK 疗法不在 FDA 的批准范畴。近几年，位于加州的生物制药公司 Fate Therapeutics 在圣地亚哥大学开始了一个 NK 临床，用异体干细胞培育NK细胞的做法，因为只有这样才有可能作为一种用药，得到 FDA 的批准。这种做法和现实距离稍远，加上美国临床的限制，可行性不算太高。

日本做 NK 疗法的小诊所比较多。如果说，德国的精密技术更加给人信任，日本的灵活探索求新是他们的优势。日本的 NK 疗法，是鸡尾酒式，培养六种不同的 NK 细胞。朝辉说，这样更好，有效性更好。周南的朋友肺癌复发。当医生告诉她只有三个月生存期的时候，她去了日本，用靶向药加 NK 疗法，加大剂量的 VC 疗法，结果痊愈了。我和周南的朋友取得了联系，同时也和日本的医生取得联系。由于疫情限制，当前日本国门不开。如果疫情结束允许旅行的话，去德国或者日本做 NK 疗法都可以是一个选择。

五、肿瘤浸润淋巴细胞（TIL）疗法

TIL 也是一种生物细胞疗法。在网上盛传的 120 万一针让癌细胞完全消失的 CarT 疗法，和它类似。

CarT 对血液癌与淋巴癌比较有效，对付实体瘤的效果不够好。在美国针对肠癌的 CarT 临床也是 Steven Rosenberg 做的。CarT 容易引起免疫风暴。在美国的临床实验，因为病人出现免疫风暴死亡的事故，临床被叫停。在中国针对肠癌的CarT临床实验正在进行中。广州中山医院曾做了三个案例。因为其中两个病人发生了免疫风暴死亡的事故，临床被叫停。唯一的一个获益的人，网上的名字是风子。他一直在直播自己的状况，经过 CarT 疗法达到了无癌状态，20个月之后还是复发了。之后，在吉林大学白求恩医学院做的临床实验很成功。不管如何，CarT 要求的靶点朝辉没有，CarT 对我们不可选。

TIL 疗法被报道的一个成功案例是 KRAS 突变的肠癌病人，临床以后达到无癌状态。他们针对 KRAS 和 TP53 两个靶点，而朝辉刚好有 TP53 的突变，其他方面也都符合临床实验的条件要求。然而，候选人筛选委员会的负责人告诉我说，他们要求脑部无瘤。如果脑部有瘤，经过处理之后必须稳定至少六个月。这个条件没有写在临床的要求上。之前他们治疗过一个病人，细胞培养好了只等着回输的时候，病人因为脑部肿瘤需要用肾上腺激素，而 TIL 疗法不允许用肾上腺激素。因为这个原因，实验失败了。从此，他们增加了对脑部肿瘤的要求。我只有等待，等待朝辉的脑部无瘤状态稳定到六个月。

TIL 的临床属于探索阶段的试验性临床，风险大。一般有其他可选方案的病人都会持很谨慎的态度，作为最后一个选择。治疗的过程比较痛苦。首先通过外科手术切至少两厘米的肿瘤组织。而手术之前，必须停掉所有治疗1个月。手术后，等待三个星期的时间将 TIL 细胞培养好。回输之前，用化疗药将病人体内的白细胞全部杀死，然后回输。

即使过程痛苦，只要有希望，这将作为我们最后的备选项放在那里。唯一希望朝辉的脑部保持无瘤状态。

六、医疗界禁忌话题的替代疗法

从传统医疗中寻求治疗方案的同时，我们没有放弃传统医疗界禁忌的替代疗法。但是，我们将之作为最后的选择，或者在没有冲突的时候，作为传统医疗的辅助疗法。比如中医，和葛森疗法。

前方似乎有很多路。有路可走，就有希望。可是真正去走的时候，才发现，很多路看似在那里，其实并不在那里。

一次反复的选择

三月见到斯坦福医学院的 Fisher 医生。他看上去是个和蔼可信赖的老头子，笑笑的。首先告诉我们说："你是来我这里找秘密武器的吗？我得先告诉你，我没有。我治不好你。

"不过，我可以做一件事，我现在就给你换成靶向药。副作用会小很多。并且如果需要，随时都可以换回化疗。"

对于正在经受化疗副作用折磨的我们，Fisher 的方案很有诱惑力，让人心动。

"没有副作用，并且，随时都可以换过来，为什么不呢？" Fisher 说。

权威专家都说了。这么大的诱惑在这里。是啊，为什么不呢？

Fisher 的护士去给我们申请靶向药。我们需要做的是给现在的主治医生 Melnik 写一封信，告诉他："我们将换到 Fisher 那里用新的方案，请将在 Epic Care 做的化疗停掉。"

下午，朝辉给 Melnik 写了信，让我帮他读过，只要按一下"发送"键，就好了。这时候，他说："我要出去走一下。"

朝辉出门走路。我在壁炉旁边坐着，看着他写好还没发的信，心里不平安了。

只差按一个发送键，朝辉却如此犹豫。心里若不平安，总是有不平安的缘由，尽管一下子弄不清楚这个缘由是什么。

换疗法是决策性的大事，对治疗的走向和结果起到至关重要的作用。听 Fisher 讲，换靶向药是一个有利无弊的选择。是什么让他犹豫，是什么让我不平安呢？ 等到朝辉走路回来的时候，我与他商量："要不我们暂缓做决定？因为你的犹豫让我心里不平安，多想了一些。"

朝辉说："我只不过出去走了一下，并没有多想。"

有时候事情就是这样奇妙地发生，究其原因，我们是无从知道的。于是我将它当作是神的带领。因为超乎我们思想和控制的事情，只有神能如此做。

在自己的知识有限，无法做出让自己心安的判断的时候，感谢还有很多专家。我们原本约了 UCSF 肠癌专家 Atreya 医生，问她关于参加临床的可能性，现在正好向她寻求第二意见。同时也问 Dr. Melnik 的意见。

对不是非常有信心的诊疗方案，寻求第二意见在美国是常见的事。 Dr. Atreya 在肠癌方面的背景也相当厉害。她针对 BRAF 突变做了很多临床和报告，有一手的经验。她在肠癌 BRAF 突变的研究探索上，非常活跃。在每年的 ASCO（美国临床肿瘤学会）年度会议及其他肠癌BRAF突变相关的学术会议上，或者全球专家访谈会上，都能看见她的身影。我们在网上听过她做的报告。Dr. Atreya 的意见说："继续化疗，尽量将化疗用到最大限。"Dr. Melnik 也给出同样的意见。如果换药，只有两种情况：一种是肿瘤进展，化疗产生耐药；二是病人不耐受。若非这两种情况，应尽量最大限度地用化疗。对于 BRAF 突变，可选的治疗方案并不多。

就这样，我们放弃了 Dr. Fisher 给出的具有诱惑性的换药，继续着在 Epic Care 的化疗，继续应对副作用。此时再回头想想，如果采用了 Fisher 的意见，换了药结果会有不同吗？不知道。但是，至少应当没有任何好处吧。

Dr. Ateya 说，她的 BRAF 突变的临床实验被制药公司暂停了，因为有其他更优先的临床项目。但是，同样的临床正在MD Anderson 进行。她建议我们和 MD Anderson 联系。

约见 MD Anderson 的医生，第一次要等很久。继续做化疗，给了我们足够的时间，准备参加这个临床。

安德森癌症中心与临床实验

安德森癌症中心很大。这是第一个印象。

一堆林立的医疗机构集中在同一个区域，在一条被我反反复复穿越了很多次的河的两岸。旁边是安静整洁的城市公园 Hermann Park 和名校莱斯大学。

大的医疗机构设施完善，流程完善。在门口和大厅，人来人往络绎不绝，就像奥特莱斯商场。一切都有条不紊。也让你感觉像是在流水线上的一个小部件，被高效地送往你被安排的地方，或者像走在纽约的街头，只要按流程走，没有人多问你一句什么。相比之下，在当地的小诊所更人性化，也更温暖些。

安德森癌症中心和其他的医疗机构一样，不接受远程医疗，病人必须去当地见医生。第一次约医生，等待的时间是一个多月。五月，和朝辉飞到休斯顿，第一次见到医生。同意接收我们为临床实验的候选人。六月初，再飞过去。这次是做临床前的指标检查，并在临床实验的文件上签字。

我们对这个临床实验有特别的兴趣。

这个临床实验虽然被列为为一/二期，实际上是一个风险很低比较成熟的疗法。

通常，药物临床实验分一、二、三期。三期以后，如果结果理想，便可进入临床用药。一、二期评估药物的毒性、剂量、耐受性和有效性。这个时期一般用药不够成熟，对于病人风险比较大。比较成熟有效的药才能进入到三期临床实验，所以三期临床实验的用药相对成熟，风险小。但是三期临床的缺点是随机双盲实验，必须有一个对照组。对照组用安慰剂，或者普通化疗药。虽然病人都很想用到新药，但有一定的概率被随机分到对照组。

三期临床的随机双盲做法已经实施多年。在历史上，只有一次被推翻过。上世纪90年代，艾滋病是比癌症更加谈虎色变的不治之症。艾滋病治疗的鸡尾疗法让人看到了希望。进入第三期临床实验的时候，艾滋病人进行了一场大游行。大家都是在死亡的游轮上，突然有很大的可能性有救生艇救他们上岸，但是有一半的人需要被分在对照组，进入虚假的救生艇，谁都不乐意。这场历史上的游行，促进了艾滋病的鸡尾疗法迅速进入到临床用药，从此改写了艾滋病是绝症的历史。但是，这件事情过去之后，三期的随机双盲模式依然在采用。

前面说过，朝辉的 BRAF V600E 突变在肠癌中比较少见，但是在黑色素瘤中常见。BRAF 抑制剂最初是为黑色素瘤病人研制，在黑色素瘤病人应用之后，再适用到肠癌。到今天为止，有三代 BRAF 抑制剂方案。第一代是维莫非尼加爱必妥，第二代是达拉加曲美，第三代是康奈非尼加爱必妥。Dana-Farber 癌症研究所刚刚发布了他们的一个临床实验结果：用前一代 BRAF 抑制剂达拉曲美加 PD1 的方案，效果是很鼓舞人的。安德森癌症中心的这个临床实验用药组合是二线用药方案——康奈非尼，爱必妥加上 PD1 抑制剂 Keytruda。所以，虽然这个临床实验从程序上被列为一/二线临床，在毒性和有效性方面，已经被基本印证。风险低、且不会被分到对照组，这个临床实验对我们很理想。

PD-1抑制剂是一种免疫疗法，也是目前最成功的免疫疗法。PD-1的免疫疗法，通常认为只对微卫星不稳定的肠癌有效。然而，有研究发现认为，BRAF突变能够暂时造成局部类似微卫星不稳定的情形，因此，对 BRAF 突变的肠癌患者，PD-1 抑制剂可能有效。临床实验也是为了验证这一点。只用靶向药，用一段时间，会产生耐药。耐药的时间与肿瘤负荷成反比，肿瘤负荷越大，耐药时间越短。用康奈非尼加爱必妥的方案在临床实验的数据里，从四个月到二十四个月。我们的希望是通过加上PD1，至少能够拉长耐药时间，并且如果免疫有效，治愈是有可能的。这在暗中给我们增加了另外一个希望。虽然医生是不可能这样讲的，美国医生似乎特别怕误导病人生出希望。

春天的休斯敦，天气极为舒服。除了和医生见面、做检查的预约时间，其他时间就闲下来。我们去 Hermann Park 看番鸭，逛动物园、日本园林。中间空出来的一天，去了 Gavelston 海边住了一晚，在海滩上晒了一天的太阳。

在安德森癌症中心，重新做了影像检查、血液检查。这是属于大机构特有的傲慢。虽然他们可以任意调看所有的医疗资料，但是他们只相信自己的检查。这一点，斯坦福医学院也有同样的傲慢。

时间安排得并不好。看医生前，必须把所需要的检查结果拿到手，但是检查没有安排好。大机构的每个地方各司其职，虽然都属 Md Anderson，但护士没有任何的内部特权能够干预到这个安排。护士也很焦急，却没有办法。这让人泄气。因为我们是在化疗的间歇时间安排的旅行，检查一环扣一环。Kaiser 系统要比这儿好很多。

临床有一个条件要求没有用过靶向药。也就是说，如果在三月采用了 Fishe r的方案，我们将失去这个临床的机会。在当前时刻，只能看见不远的将来，更加觉得当初做出了对的选择。现在站在一个更大格局视角看，也许没有区别。但是身在其中时，我们患得患失，步步为营，生怕哪一步迈错。

在签字同意参加临床实验前，护士和我们沟通临床需要同意的条款，其中有一项，让我感到不安：用药之前和用药之后的两个月，必须进行穿刺取生物体样本。

“为什么要这样做？确定用药的有效性完全可以通过做血检测肿瘤标记物或者做影像，这些不具有破坏性的办法。”我问护士。

护士解释说：“这个穿刺，是为了做研究需要，不是病人需要。穿刺对病人并没有任何好处，但是对未来的病人有可能有好处。”

暂且不提穿刺的过程带来的痛苦，穿刺的本身会给病人带来风险。风险之一，针头进出的过程，如果有癌细胞脱落到腹腔，有可能造成癌细胞在腹腔种植散播。风险之二，在穿刺的时候，肿瘤受到惊扰，有可能补偿性地疯狂生长。第一个风险概率比较小，但是风险是存在的。第二个风险，我不敢跟护士提，因为只有在研究和论文中被一些医生提出怀疑，并没有得到医学界的普遍认可。

我问护士：“既然这个穿刺，有腹腔种植的风险，并且对病人没有任何好处，我们是不是可以不做？”

护士说：“你是晚期病人，本来就要死的，就算是腹腔种植了，又有什么区别呢？”

在医治的过程中，我们遇见过两种护士。一种非常温暖和关心人，让我们感动并且感激。另一种，就像安德森的这个护士，说话有假定的权威，不容置疑，并且说出的话可以让人感到难以接受。这种护士，在傲慢的大医学机构安德森癌症中心和斯坦福医学院都有见过。

获诺贝尔和平奖的慈善工作者，加尔各答的圣特蕾莎嬷嬷，有一次被问到：“你做的工作与社会工作者有何不同？”社会工作者（social worker）也是在做同样的事：帮助穷人、孤儿，生病的人、临终的人。

英国 BBC 电台最早对圣特雷莎嬷嬷采访的 Fr. James Lloyd 回答这个问题说：“她在所做的事情上，增加了一个维度——爱的维度。”

做同样的事，事情的本身或者结果可能并无不同。但是做事人的心灵所引导的态度和出发点，使得同样的事情，可以截然不同。

护士不可商讨的态度，迫使我去做了一些调研。美国临床实验伦理学会有过这样的规定：不可以做出对病人无益，只为研究目的服务的事情。

有了这个法律条款做依据，我给安德森肿瘤中心的伦理热线打了电话。

接待我的人听上去是一个成熟稳重的人。他听了我讲述的前因后果，告诉我说：“每一个临床实验的计划制定是经过了专门的委员会投票通过的。这一项检查列在临床条件里，是被委员会通过了的。如果需要修改，整个临床实验都会被叫停。你确定你要提这样的要求吗？”

不，这不是我想要的。如果因为我这个要求，整个临床实验都要被叫停，重来，那么会影响到让有效的药物不能够更快得到批准，让更多的病人更早用到。并且，我们的目的是单纯地想要参加临床。如果这是一个无法避免的风险，为了参加临床，也只能接受这样的条件。

在努力之后，我们安心接受了不可被改变的事实。在后来，在整个过程中，我都会常常疑问自己：我是不是用力过猛，没有一切安心等候神的安排？很多病人都是听医生的话，自己不去想太多，也不太了解医治方案、前沿研究。而我们，一直没有停止过努力。是否因为这样，神在最后，没有应许我的请求，而是给了我惩罚？

签了字，预备接下来，每个月往返一次休斯敦住半个月，或者每个月往返两次。每两周需要输液一次。而傲慢如安德森癌症中心，他们不接受在其他地方用药。

葛森疗法

2018 年的时候，我在装修厨房，需要有一个干零活的工人帮我，于是从邻居群里认识了 Paul。他不太能干，但是很有趣，边干活，边和我聊天。

Paul 在年轻的时候，是专业舞蹈演员。他是爱尔兰人，有着标准圆脸、圆下巴、高眼眶的爱尔兰人长相。因此，被请去做爱尔兰人雕像的模特。位于波士顿的爱尔兰大饥荒纪念公园里的父亲雕像，是以他为模特塑的。艺术家做一个雕像要很多很多天，必须要保持同一个姿势，专业舞蹈演员的训练帮助了他。虽然几十年过去了，在我们家的厨房里，Paul一伸手，便摆了一个一模一样的姿势。可见对这个姿势的肢体记忆之深刻，就像是当过几年兵的人，不管过去多少年，一伸手便能打一个标准的敬礼。

Paul 讲了他的故事给我听：

十年前的一天，洗淋浴的时候，我的狗突然冲过来大叫。它把我按在墙上，冲着我腿上一块黑色痦子叫，像是看到恶心的东西，很嫌弃的样子。我想："我需要去检查一下。"

我来到了家庭医生那里。家庭医生皱着眉说："这看起来很不好，我帮你切掉把。"

医生动手就切了。切了之后，医生知道：坏了！

这是一个黑色素瘤，被医生从中间切了一刀。这个洞像杯底一样大，花了7个月的时间才愈合。医生让我走了，也不收我的钱，从此也不接我的电话。

我去了UCSF。医生说，你的病不能治愈，只能靠化疗延长你的生命。

我很快就病得很严重。两个月的时间，体重从170多磅掉到120磅。我甚至都不能走路，只能坐轮椅。有一次，我不小心切到手臂，却没有血流出来，只有棕色的果冻一样的液体。

所有的人都认为我要死了，除了我自己。

我尝试各种自然疗法。

现在，无癌十年了。

朝辉得知生病以后，我们和 Paul 在 Albany 街头的小咖啡屋又见了一面。这次，他详细地告诉了我医治的经历与办法。

总结下来，他的主要疗法有三种：第一种，葛森疗法。第二种，祷告，寻找深度属灵上的链接。第三种，自然杀伤细胞疗法。至今，他还在继续用葛森疗法的蔬果汁。

我按照 Paul 的推荐，买了《葛森疗法》这本书。

葛森疗法是一种自然替代疗法，在美国的医疗界属于禁忌话题。十年前是，今天也是。UCSF 的医生拒绝和 Paul 谈论任何关于葛森疗法的话题。曾有医生用葛森疗法行医被告到关进监狱，在美国从此禁止葛森疗法行医。之后，继承父业的葛森的女儿 Charlotte 将治疗中心设到墨西哥。在美国，提供指导医生网络，帮助病人在家里实施葛森疗法。

尽管有身边这么近的朋友，从凶险的黑色素瘤逃生，给葛森疗法做了强有力的背书，但是，就算是 Paul，也没说他是被葛森疗法治好的。昂贵的自然杀伤细胞疗法也许起了更关键的作用。

葛森疗法最主要的做法是喝蔬果汁和咖啡灌肠。喝蔬果汁的做法可能相对是安全的，很多健康饮食或减肥饮食也都是这么做的。葛森疗法把它推到了极致，每天不喝水，只喝蔬果汁，不睡觉的期间，每隔一个小时喝一杯。蔬果汁要保证新鲜榨出来，且要用冷压法，不能用常见的离心榨汁机，以保证压榨过程中蔬果汁的温度不会升高。

等待安德森癌症中心的临床实验，要求有一个月无治疗的空档期。我信心满满地要用自然的食疗，包括葛森疗法、芦荟、艾草等等，填补这一个月的治疗空档期。

按照葛森疗法的指导，我花了3000美元，买了昂贵的冷压榨汁机。从店里大量地搬运蔬菜回家，一天榨八杯蔬果汁。榨八杯蔬果汁几乎是全职工作。每杯都需要现切现榨，榨完还有清洁工作。

没有医生的指导，我不敢开始咖啡灌肠。因为咖啡灌肠有可能引起电解质紊乱。

蔬果汁用了一个周的时间，出了状况。朝辉的肚皮和后背长出了一圈红疹，从肚皮中间蔓延到后背。红疹出现之后，发生了低烧。低烧是我很怕的，不明原因的低烧常常被称为“癌热”，也意味着癌细胞的疯狂生长。

我约见了葛森疗法指导医生，在俄勒冈的 Dr. Donato。Dr. Donato 解释：“红疹是身体祛毒的过程。葛森疗法的机理是通过引起身体的炎症状态，从而引起免疫系统的反应而攻击肿瘤。”他给我们的指导是：建议买臭氧机，每天喝臭氧水。因为葛森疗法需要一年以上的时间才起效，我们需要买时间。而臭氧水可以帮助我们得到这时间。在初期，每天不超过五杯蔬果汁，加上一次咖啡灌肠。

和葛森疗法指导医生的见面，基本上摧毁了我对葛森疗法的信心。

人体的炎症、免疫与癌细胞之间的关系，是极其微妙与复杂的。理论上，低炎，会阻止癌细胞的生长；发炎可能引起自身免疫攻击肿瘤。如何利用与操作、边界在哪里，如果人真的将之完全了解，便可宣称癌症可以被攻克了。 葛森疗法的医生对朝辉长红疹这件事，和对葛森疗法机理的解释显得过于随意。其实，如果去了解葛森疗法的历史，风格倒是吻合的。

追溯葛森疗法的起源，在麦克斯-葛森还在念大学的时候，被时常发作的偏头痛困扰。他求助于医学院的教授们，没有人能给他任何帮助。于是麦克斯-葛森自己阅读资料，尝试各种各样的饮食疗法。最终，尝试了纯苹果的饮食后，他的偏头痛没有了。麦克斯从纯苹果饮食中，一样一样地加入其他食材。因为他的身体超级敏感，如果饮食不对，偏头痛在二十分钟之内就会发作。这样，年轻的医生利用自己敏感的身体做实验对象，发展起一套纯蔬菜水果并完全无盐的饮食食谱，推荐给有偏头痛的病人。

有一次，葛森医生的一个病人回诊，报告医生说，他按照葛森医生的饮食，不光是偏头痛好了，狼疮也消失了。狼疮是被认为不可治愈的。“这可以说是医药史上第一次狼疮被医治好。”葛森的女儿夏洛特在书里写道。

从这个意外的狼疮被治愈开始，葛森医生的饮食疗法被应用至肺结核、高血压、哮喘、关节炎、肾损伤……最著名的病人是葛森医生的朋友，1952年诺贝尔和平奖的获得者 Albert Schweitzer。葛森医生不但用饮食疗法医治好了 Schweitzer 的糖尿病，还用同样的疗法医治好他妻子的肺结核，又用同样的疗法医治好他19岁女儿严重的皮肤病。葛森医生的饮食疗法在各种各样疾病中都获得了巨大的成功，他继而将这种疗法扩展到癌症治疗领域。

葛森最小的女儿夏洛特，自己没有医学背景，大学的专业是西班牙语，嫁了一个做进出口贸易的丈夫学习了怎么做生意，然后又自学了医生助理行业。她将父亲的疗法写成了书，在靠近美国边境的墨西哥开了癌症治疗中心，亲自培训医生和护士，在全世界做演讲，为葛森疗法做宣传。可以说，她是一个精力充沛了不起的女子。但是，她写的书里，时常可见攻击传统医疗的偏激言语，对成功案例的描述过分渲染，透露着夸大痕迹。这些言语，都在伤害着葛森疗法的可信度。

葛森医生从实践中意识到，他已经不再是治疗某一种疾病，而是在帮助身体自愈。我相信这一点。葛森医生的蔬菜水果饮食在癌症治疗中的作用，现在被越来越多地认识到，并被越来越多的研究理论支持。但是只能相信，葛森医生是替代疗法路上的先行者。葛森医生的实践在他1959年去世以后，除了在商业上的推广，并没有真正进一步的研究发展和理论支持，因而还是在神秘地带徘徊。葛森疗法的商业宣传无疑是成功的，使得葛森疗法得到了关注和支持，然而，尽管自己宣称治愈了多少个案，很少有严格的案例记录可以用作临床治愈的证据。因此，美国癌症中心和传统医疗机构的结论是，葛森疗法的有效性没有临床数据支持。

从这次不明原因的红疹和继而的发烧事故，我把葛森疗法放弃了。

与临床实验相同的疗法

朝辉的发烧持续了一个星期。跟 Fisher 讲了这种情况后，Fisher 果断地说："这是癌热，你必须尽快开始治疗。"

他开了靶向药，第二天快递运到了家里。

在这种情况下，显然不得不放弃在安德森癌症中心的临床实验。

用了靶向药后，他的发烧被控制住了。

约见 Fisher 的时候，他说，他看到了我们在安德森的求诊经历。因为医疗联网，所有的求诊记录，医生都可以看得到。Fisher 问了我们预备做的临床情况，说：

"这种疗法很成熟，都已经不能算临床实验了。我也许可以给你用同样的疗法，虽然我不能百分之百的保证。我们和默克制药有很多合作关系，并且我也要开始他们的一个临床，这种可能性很高。"

我问了 Fisher 关于临床实验要求穿刺的意见，他一口否决，说穿刺是完全没有必要的。

这无疑是一个极大的好消息。

既给我们用怀有很大希望的免疫疗法，同时免去了旅行奔波和穿刺风险。此时我意识到，在发烧病痛的情况下旅行，几乎是不可能的。

这又是一件奇妙的事。但若不是去过安德森癌症中心，Fisher 也不会提出来给我们用申请同样的疗法。

癌症治疗的费用是极其昂贵的，我们都知道。尤其是新药。以 PD1 抑制剂 Keytruda 为例，如果自费，每月的单药费用是一万六千美元。因为没有纳入 NCCN 的用药指南，保险公司有理由拒付。但是，免费用药的途径，除了保险公司，还有临床，还有医药公司的同情用药。如果是经济困难或者没有保险的情况，还有很多基金组织，有很多途径可以申请。所以在美国患了癌症但看不起病的情况，很少存在。

八月，默克制药公司批准了朝辉的同情用药申请。开始了靶向加免疫的疗法。

幸福的靶向治疗的日子

用上靶向药，果然是幸福的。

用上康奈非尼的第一个礼拜，肌肉疼痛，痛到不能走路。去斯坦福诊所输液，只能靠我背着上车。下车坐轮椅。但是肌肉疼痛只持续了一个礼拜，之后副作用就完全消失了。

爱必妥的副作用是皮疹。在用药前，斯坦福医学院给我们安排了皮肤护理科，教我们该如何保养皮肤。还没用上爱必妥，就开始用上了保湿。后来身上只是长出了小小的黑痣，一点点痒，没有大碍。

加州地热丰富，距离我们不远，有好几处温泉。温泉对爱必妥副作用下的皮疹很有好处。得到医生的批准和鼓励后，我们去野外泡温泉。Napa 有一个地方有地热泥巴，我们去那里泡泥巴浴。泡完温泉或泥巴浴，朝辉的皮肤舒服很多。

PD1抑制剂的副作用是腹泻。比较少的情况引起免疫性肺炎。据说，PD1 有副作用是好事，说明起效，免疫系统在工作。朝辉有腹泻的时候，他就很开心，希望是 PD1 起了效果。

七、八、九月及十月初是幸福的日子。身体上没有太多不适。治疗上每天口服靶向药，每三周输液一次爱必妥，每六周输液一次 Keytruda.

十月初我记录下来朝辉普通一天的日程安排是这样的：

— 起床，喝一杯掺了柠檬或新鲜水果汁的水

— 出门走一下，舒展身体

— 吃早饭，加一杯蔬果汁

— 读经、祷告、喝一杯绿茶

— 处理事务，去咖啡屋读书/陪老婆工作

— 喝一杯蔬果汁或绿茶，等午饭

— 吃午饭

— 睡觉

— 弹吉他、写歌、娱乐，喝一杯绿茶

— 跑步/锻炼

— 喝掺了水果汁的水，或者蔬果汁

— 冥想/瑜伽

— 反思时间。喝绿茶，等晚饭

— 吃晚饭，喝一杯蔬果汁

— 饭后睡前散步

— 看片片

— 读书，睡觉

如果靶向药能一直用下去，与癌共存，带癌生活，也不是一件很困难的事。

在宁静的日子里，我们的心也慢慢地宁静下来。

有一次在 Tilden 走路。走累了，坐在步道旁歇息。

朝辉坐在一个树桩上，我坐在大树枝上，脚吊在半空。有一群狗过来，在我们身边停停，嗅嗅。这条步道允许狗不拴链子随便跑。遛狗的女士可能是专业的，管这么多狗。她站着等了一会儿，喊狗过去要继续往前走。要走的时候，她转身对我们说："你们俩非常非常地安静。我不是说身体上的安静，而是你们的能量非常安静。"她指着她身边一只像小鹿一样有细高长腿的灰色狗，说："这只狗非常敏感，从来不主动靠近陌生人。并且有陌生人靠近它就会叫，但是刚刚它却跑去你们身边。"

《走出非洲》这本书中，Karen Blixen 讲道："当地人有一个本事，就是可以学动物一动也不动。"后来我观察，果然，动物可以做到绝对地一动不动。我试过学动物一样一动不动，发现这真的很难，比想象中要难得多。但现在无意中，就可以这样。内心的能量安静了，自然也就安静了。

在 Albany 沙滩，有一些被海水打磨过表面光滑的浮木，漂到了岸上，长长短短的，躺在沙滩上。不知是谁，用一根长的浮木，架在一堆浮木做的支点上，做了一个天然拙朴的跷跷板。我和朝辉一人一边，跨坐在横木上。找到平衡点，我们两个人都高高地悬在空中，不上也不下。这个静态，不是稳态。就像是在数学奇点上，稍微的动作，一点点扰动，甚至心里的一点点念头，都会打破这个平衡。但是，我们就这样，久久地悬在空中，在平衡木的两侧，享受着在空中的微妙平衡。原本是动态中的静态，带来了时空上的静止。沙滩的另一头，远远的有人在走路。夕阳正西下。

走路的人快要经过的时候，显然是故意折了方向，走到我们身边，很诚恳地说："It's so peacefully and perfectly balanced. You are so beautiful."（如此宁静和完美的平衡。你们真美。）

我们的心，在无意中，真正地安静下来。

朝辉从生病之后开始练习冥想和静心。曾经有一次夜里告诉我说：他突然感觉很平静，从前打鸡血往外发散的感觉不见了，但是同时也感觉更弱更冷。不知道是好事还是坏事。

我猜是好事。人安静下来了，意味着向内生长的力量开始了。感觉更弱也许不是真的更弱，而是安静下来以后，从前被忽略的感觉更能够被体会到了。

从亚利桑那回来以后，朝辉不能走太远的时候，他喜欢上了Tilden的小农场。小农场里有猪、牛、羊、鸡、鸭、鹅、兔。

我们俩混在一堆叽叽喳喳的学龄前儿童当中。我注意到一个有趣的现象：好多次小朋友都过来跟朝辉打招呼。有的孩子一两岁，摇摇摆摆的，懵懂稚嫩无辜的模样。有的孩子三四岁，一脸怕见陌生人的羞涩。这些孩子，平常不会主动跟大人打招呼的。朝辉说："大概是因为我跟他们一般高吧。"朝辉不能走太远，我随身背着折叠椅，他随时坐着。

"不光是你和他们一般高，还有你看起来跟他们一样的脆弱，易受伤害。就像那些狗在我们身边，当我们不存在一样。"

我一直不知道怎么翻译 vulnerable 这个词最合适。最早的时候，好朋友 Kim 跟我说："你必须学会 be vulnerable。"她的话给当时的我带来一个全新的概念。在此之前，我被教导学习的一直都是如何变强，如果保护自己不受伤害，从来没有一个人跟我说过："你要学习让自己易受伤害。"

看到单纯的小孩子来跟朝辉打招呼，　他们对朝辉不设防，我想起圣特蕾莎嬷嬷说的话："如果你想要真实面对上帝，你必须学习像耶稣那样，温柔、谦卑、纯洁。"我理解到为什么是羔羊为王，以及 Kim 对我说的："你必须学会 be vulnerable."

孩子的成长

朝辉生病的时候，Leo 16岁，Andy 11岁。我告诉他们:“我要照顾爸爸，你们需要自己照顾自己。”我给朝辉积极的食疗，带他去诊所，带他去公园走路锻炼，加上我自己的全职工作，我知道自己没有精力照顾孩子了。只能抓重点。

他们自己照顾自己，首先是吃的问题。

Andy 在两年前的时候，跟我宣称说:“我要成为素食者。”正在长身体的孩子，我怕营养跟不上，劝他长大一些再做决定，他推迟了半年，仍然坚决地做了素食者。喜欢的宫保鸡丁、汉堡包，说不吃就不吃了。

Leo 对吃的东西比较挑剔，所谓食性窄。教会的弟兄姐妹好多次提起要给我们做饭、送吃的。可是，我们家的食物不知为啥这么难。有人送来吃的，唯一一个吃的人是我。Andy 吃素，Leo 挑剔，朝辉严格地吃我的食疗。

在美国文化里，谁家有困难，生病或者生小孩，传统的帮助是送吃的。因为疫情隔离令的限制，这种送饭的理念，在疫情期间被一个初创公司做成了“饭接龙”—— Meal Train。我的伊朗同事 Amin 牵头，在公司发起了一个捐款，放到“饭接龙”。后来，这个“饭接龙”帮助了 Leo 和 Andy 很多。他们自己做一些，隔几天买一次外卖。

我们对孩子们的学校功课一向是完全放手的。在无形中，培养了他们一种态度："上班是我的责任，学校是你的责任。"有一次，好像四年级的时候，我看到老师发来的邮件，指导家长检查一下孩子周一要交的作业。我破天荒地问了 Andy："你的作业怎么样了？"Andy回头望着我，瞪大了眼睛说："为什么问我的作业？我从来都没有问过你的工作！"

一贯的态度帮助了此时的需要：学校的功课本来就是他们自己管着，不需要有一个交接的过程。课后的活动安排原本是我们管理的。交给 Andy 自己管理后，他把时间管理得很好，自己记着什么时间做什么事。需要妈妈签字的时候，他学会了模仿妈妈签字。

去 Costco 买菜。我推着车，跟在 Leo 身后。在我的前面，Leo 穿着黑 T 恤，瘦瘦的，在货架中间边走，边看，边合计买什么。我心酸得要落泪。在 Costco，他是唯一的一个十几岁的孩子，自己买菜，自己计划下个周要吃要做的饭。我们本来一个很健康、和别人一样的家庭，怎么就变成这样？我的孩子怎么就从享受爸妈照顾的孩子，被促成要早早地独立呢？

但是，心理适应得很快。去过一些次以后，这些怜悯和伤心就消散了。我还是推着车，跟着 Leo。他穿着黑 T 恤，瘦瘦的，在货架中间边走，边看，边合计买什么。我心里波澜不惊，不会想到这有什么不同。这就是我们的生活。我接受了。

爸爸生病的时候，正好是 Leo 高中最挑战的时候，学校的功课重，好几门 AP 课，加上大学申请工作。所有的大学申请都是他和指导老师一起做。大学申请结束的时候，孩子申请成功的家长，都有很多的经验分享。唯有我们，什么都不懂。因为我们没有参与过。我们参与的，只是分享丰收的快乐。一个一个收到学校的录取信，一个比一个好。那是最开心的时候。

在做化疗的四五月间，发现了 Andy 的问题。我和他在中学操场上跑步，他跑不快，并且只跑一圈，就喘得不行。他还抱怨会头疼。一次偶然的机会，发现了他的胸骨严重地凹下去。我带着他去 UCSF 做检查，他的情况属于很严重的级别，胸骨压迫到了心脏和肺，最好的方案是做手术。

首先在心脏旁边开两个洞，放一个吊车，把胸骨吊起来，使之与心脏脱离。然后在肋骨旁开两个洞，放一个金属架进去，把胸骨撑起来。

把朝辉留在家里，我陪他做了手术。

Leo 喜欢一级方程式赛车。10 月在美国的奥斯汀有一场比赛。我买了两张票，允许 Leo 逃学，让爸爸陪他看一次他喜欢的比赛。可是没有预料到，爸爸的身体已经不能旅行了。

我陪 Leo 去的。打起精神看比赛，但大多时候，我坐在那里，看《一个人的战争》，治疗癌症的书。

去亚利桑那，将他们留在家里四个月。我问他们：“想爸爸妈妈在身边，还是喜欢自己独自在家？”他们俩都说：“我很想你们，但是更享受独自在家。”夜里玩游戏玩到很晚都没有人吼。

但是从四月开始，他们打电话的时候不急着挂电话了。挂在线上，没有话说也找些话，不愿意挂电话。Andy比较直接，说：“你们什么时候回来？想你们了。”

虽然享受独立自由没有管束的日子，原来他们也需要爸爸妈妈。

十月 连续的怪

因为脑部曾经有过肿瘤，所以每隔两个月做一次随检。十月份，做了脑部 MRI 检查。

和 Fisher 见面的时候，他没有提 MRI 的结果，我们也就默认没有问题。随后， EPIC CARE 的 Dr. Sanchez 在放疗后的随访里提起，你最近的 MRI 显示右脑有一个小肿瘤，只有两毫米大。

这个消息让我们很惊讶。因为是 Fisher 开的检查，他负责看结果。这造成我们对 Fisher 的第二个意见。Fisher 非常有经验。基于经验，他可以灵活操作，不太受到医治条例的限制，有大家之风，融会贯通的从容与自由。但是他的病人多，在每个人身上花的时间少，因为没有时间，可能会漏掉重要的事。

Sanchez 说，这么小的肿瘤可以不用管它。但是我们希望能放疗处理掉。小种子，谁知道多久就长大了呢？Sanchez 说他可以用射波刀放疗，放三次。

跟 Fisher 沟通之后，他推荐我们去斯坦福医学院的放射科。斯坦福医学院的放射科医生反对 Sanchez 的做法：“这么小的肿瘤，做一次就可以，看不到为什么要做三次。”他们同时也给斯坦福做了广告：“射波刀是原就是斯坦福医学院发明的。”而 Sanchez 自己的诊所没有射波刀，要到其他的地方借用。

我们当即决定了去斯坦福医学院做这个射波刀的放射手术。

手术本身很顺利。

射波刀手术后，再次出现了头晕恶心。我们和医生都以为是射波刀手术的副作用引起的。我甚至怀疑我们当时的决定是不是错了，应当让 Sanchez 做小剂量的三次，而不是斯坦福医学院医生说的一次。

三个星期以后，头晕恶心没有任何好转，只好再次检查。检查发现：去年圣诞节期间做过左脑放疗的位置出现了水肿。现在需要手术把水肿的实体取出来。好在朝辉的血栓问题已完全解决，现在不吃释血药了，手术可以做。

做开颅手术的时候，出了一点小小的冲突。

靶向药不会影响手术。即使在手术期间，也可以一直用靶向药做全身系统的肿瘤控制。但是，术前和医生谈话的时候，年轻的亚裔脑手术医生 Lee 说："手术前一天，术后一周，把所用的药物全部停掉。"

停掉系统治疗，即使只有一个星期，也让我心慌。因为 BRAF 基因突变，一旦没有控制，加上手术的干扰，可能肿瘤会长得很凶。我说："BRAF 抑制剂不会影响手术。如果把系统治疗停掉，后果可能是更糟糕的。"

美国医生分科明确。手术医生只管做手术，而不管癌症治疗。肿瘤科医生是治疗的总调度和总负责，但一旦把病人送到专科医生那里，他就把这部分责任移交，并不会干涉专科医生的处理决定。

手术医生不懂得这么细分的肿瘤治疗的药物，他很坚决地告诉我："为了安全起见，保守做法是把所有的治疗用药都停掉。因为药对手术的效果是未知的，而脑部又是如此重要的一个部位，我顾虑用药会影响到伤口愈合。"

我如果再争辩，就好像成了质疑医生的权威。

朝辉住进医院里等待手术。手术前一天，医生来病房做术前探访的时候，我找出来之前与他争辩的理论根据——一篇发表论文，放在手机上递给医生看。这篇论文的观点说，BRAF 抑制剂会帮助促进伤口愈合。

Lee 医生笑笑说："我们看的是同一篇论文。你们可以只停手术当天的药。"

我们很高兴。朝辉尤其高兴，他说："Lee 是好医生。他听到病人家属与他争辩，居然就回去查找论文。"有这样谦卑的态度，不教条主义，这样的医生是真正的好医生。我们对 Lee 医生充满了感激之情，不光是为了我们自己，也为了这个世界能有这样的好医生。

斯坦福医学院术后安排的病房条件非常好。一个人一个很大的房间，很大的一面墙全是窗户。窗户的百叶窗和窗帘是全电动控制。窗户下装了一个长长的沙发，也可以作床。因为疫情，不允许家属陪床。我每天往返于南湾和家之间。他们的饭很好，也是因为疫情，原本提供的家属餐也不再供应。楼下有餐厅，但不允许家属去。每天买了朝辉的饭，跟他偷一点吃，朝辉就很高兴。仿佛又回到了从前，他给我，让我开心。朝辉一向不太在意自己物质上的东西，但是给予我和孩子的时候就特别开心。我们的接受给予的平衡，从他生病就变成我一直在给予，他一直在接受。在他让我偷吃他的饭的时候，我们仿佛回到了从前，他回到他给予我的小骄傲和小开心。

手术后到了出院的时间，他却不能够出院。因为心率太高。静止 120，稍微吃点东西就 150。医生说，需要排除所有的危险才允许出院。接下来，做了各种检查：血液培养，心脏检查…… 可能的危险全部排查之后，周六允许我们出院。

到了周六出院的时候，他的腿开始疼，疼得走不了路。护士解释说：在病床上被限制得太久，腿疼是常见的。回家多走走就好了。

回到家，腿更疼。按照护士的嘱托，多走走就好。

第二天，感觉情况不对。越走越糟。每次从床走到沙发，坐下来的时候，他都要因剧烈的痛，大声地嚎叫一会儿。腿疼可能另有原因。于是又回到了斯坦福医学院的急诊。

病房的安排可能是根据病情来的。这次安排的病房区可能都是末期病人。两个人一个房间。同房间靠窗口的床位是一个香港老人，每天不停地唉哼：“我饿呀。我痛呀。”因为他不停地呕吐，不明原因，医生给他禁食，每天都推进推出做各种检查。楼道里，有一个女人毫无顾忌地大声哭嚎。护士说：“她的脑子出现了幻觉。”

在这样的环境里，心情也特别糟糕和压抑。朝辉腿疼的原因找到了：脊柱上长了一个五、六厘米的大肿瘤，压迫了腿部神经。同时，髋骨上有一处骨折。治疗方案是在放疗、脊柱神经手术、髋骨外科手术之中做选择。

在医院里没有任何治疗措施，除了给止痛药。

治疗方案讨论了几天，告诉我们先回家去。因为需要三家诊所讨论方案，以及后面的治疗安排，非住院病人比住院病人更方便。我不太理解他们的机构合作关系，但是也只好回家。

回到家后，过了两天，告诉我们讨论结果出来了，要做放疗。预约放疗科，做放疗前的准备和计算，又拖了两个礼拜。

每天愈来愈痛。在医院时给出的止痛药的剂量已经压不住痛。在疼痛的煎熬下，不得已又回到了医院。在医院边做疼痛控制，然后从医院直接去做放疗。

从10月发现右脑小肿瘤，到做完脊柱放疗，已经是12月中。鸦片类的止痛药使他没有胃口。便秘也在困扰。不能吃的情况下，什么食疗都是浮云。

手术后的全身治疗方案一直是慌乱的。

因为 Lee 医生允许我们不停药，松了一口气。到了每两个星期打一次爱必妥的日子，Fisher 的护士说要把输液取消。在 Fisher 做主治医生的期间，大多数时间是在和他的护士打交道。

Shermin 是 Fisher 的一个助理护士，有开药权限。她喜欢下命令。 每当我们和她有不同的意见的时候，她都会提高声音，用声音压倒我们，且态度强硬，不允许我们说话，似乎我们在质疑她的权威，要我们一定按照她的安排来。有几次我们提出来，可不可以问过医生。她无可奈何地说好。Fisher 来了马上把她的意见否决，同意我们的说法。这种情况已经发生过好几次了，她依然是这个风格。

Sermin 说：“因为手术，你需要停止全身治疗。”

我说：“手术的 Lee 医生说治疗可以继续。”

Sermin 说："这是我们的规定，所有手术都是术后一个月才可以继续治疗。"

没有判断，没有评估，没有思考，不考虑病人的个案特殊性，就是根据这样一条规则，便把治疗停掉。这是美国医疗系统因规章制度太完善而带来的缺点。

因为不是医生问诊时间，谈话是在电话上发生的。我要求她先问 Fisher，她说：这是我们的规定，不需要问医生。

我们对此无可奈何。加上朝辉的心跳过高不能出院，也同时意味着输液不能继续。

出院回到家，继续打电话询问系统治疗的事。停了全身治疗让我心很慌，但是也没有人管。心里唯一的安慰是口服的靶向药在我们手里，每天还在吃。PD1 的免疫药每六个周输一次，下一次还没到，说明药继续管着作用。

在这个期间，朝辉因为疼痛，彻底卧床了。出院的时候，医院里安排了居家护理的护士到家里来，指导如何照顾卧床病人。

到了和 Fisher 的问诊时间。Fisher 说："我没有武器了。你会死的。"

朝辉心里是不同意的。我也不同意。医生根据临床症状判断病人的情况。朝辉卧床是因为脊柱上的肿瘤压迫。靶向药对于骨头的控制不够好，但并不是对全身治疗无效。

但是 Fisher 说耐药了，靶向药不能继续用，需要换药。我们无从反驳。朝辉提出来要做 CT DNA 基因检测。Fisher 同意了。

接下来，Fisher 决定回到第一线的化疗。

同样的治疗思路我在 Atreya 做的报告里见过。她对于 BRAF 突变的肠癌病人的方案选择是：一线用化疗；二线用靶向药。靶向药之后，再回到化疗反复，同时积极寻找临床。再下一步的选择是用 TAS102 或者瑞戈非尼。她的报告提到了一个 BRAF 突变的病人例子。BRAF 病人可以选择的疗法只有这几种。在那个例子里，治疗时间只有一年多一点。当她给病人建议转到瑞戈非尼的时候，病人拒绝了继续治疗。

绝望中的希望 SEF CHEMO （无副作用化疗）

皖平说:“所谓化疗，就是用半致死剂量的毒药，注射到身体里。”谈起化疗，首先想到的就是其可怕的副作用。没有副作用的化疗，你听说过吗?

来自日本的松村医生是一个梦想家。他的父亲在日本是一个有成就有名望的政治家。优越的幼时环境，帮助了松村长大后追逐梦想的自由。他发明了人类首个人工肝。他发明了戴在手腕上的心脏警报器。他发起了罢免加州州长的抗议活动。他发明了无副作用的化疗。

一般来说，一个专家只专心一件事情。因为只有全部的投入，才能够做到好，尤其在细分的领域。一个发明家，政治家，再加上无副作用的化疗，这个看起来成就显赫的医生先给我的心里打上了一个问号。

电影演员 William Hurt 曾获奥斯卡最佳男演员奖，在 2012 年被诊断为前列腺癌。他拒绝了传统医学上的化疗，选择了来松村医生这里做无副作用的化疗，并且进入全面缓解（remission）。他的全面缓解达10年之久，一直到今年（2022年）3月复发，因为并发症去世。ABC 的电视新闻曾对 William Hurts 和松村医生的无副作用化疗做过电视报道。这也是 SEF CHEMO 的广告传播影响力最大的一个新闻。

爱德华州的地方电视台报道了另外一个事件：一个年轻的妈妈被诊断为乳腺癌晚期，医生给了她六个月生存期的预言。她在松村医生这里，用 SEF CHEMO 达到全面缓解，无癌状态。

网上搜索并没有找到负面的新闻。

因为医疗系统没有承认这种疗法，完全需要自费。在 GoFund-Me 的网站，看到有人为做这个疗法的筹款，并称这个疗法是世界上治愈她的唯一希望。

有人从伦敦来伯克利做这个疗法。

既然外面的世界都把它讲得这么神奇，而它就在我们身边，何不亲自考察一番?

在一个周四，我们约了松村医生，在他的诊所见面。陈光牧师陪着我们。诊所在一座办公大楼里的其中一个房间。房间很大，有很温馨的沙发和靠垫。沙发旁边，立着一个人工肝模型。房间的深处，有两个治疗的隔间。

松村医生70多岁了，有被年纪积累出来的缓慢。他不慌不忙，说话慢吞吞的，很温和，给我的印象是一个可靠的人。松村医生说，因为疫情原因，护士都不在。诊所里只有他一个人。

所谓无副作用的化疗，就是在用化疗药的同时，用上化疗药的解毒剂。

他说，这是一种免疫疗法。因为这种疗法保护了骨髓造血功能不受伤害，所以保护了人体自身的免疫系统。

这个“免疫疗法”的说法，在我看来，只是为了搭上“免疫”这辆热门火车的广告说辞。但是他的理由倒也有几分道理。治愈癌症最终需要的，是自身的免疫系统。在化疗药将癌细胞杀死的同时，自身免疫能够不被压制且能跟上来，抑制住癌细胞的生长，是最终治愈的关键因素。

他只用一种化疗药——卡铂。他的解释是卡铂对对任何癌种都适用。 他有几百个病人的经验，他的病人有各种癌种。

卡铂是一种广谱化疗药。它的同类有顺铂和奥沙利铂。同为铂类，顺铂是卡泊的前一代，而奥沙利铂是后一代。

松村医生为何只用卡铂？以我们的医治经验，即使对付同样的肠癌，化疗药可能非常不同。卡铂这种万灵药有多万灵？对他只用卡铂，而不考虑任何其他化疗药，我的理解是当年的科研将这个方法公布出来的时候，以松村医生这样的梦想家做法，他把这个办法应用到了现实世界。但是松村医生并不是研究人员，从他繁杂的经历可以看出，一边做医治，一边做发明，一边又涉猎政治的人，是没有心情和性情做潜心研究的。他延用了旧方法至今，哪管外面抗癌世界药物的日新月异。

我的下一个问题是：既然这个办法效果这么好，又是极简单，加一个解毒剂就解决大问题，为什么医疗系统不采用？

他的回答很吻合我对美国医疗系统的认知。这种疗法，如果要被医疗机构采用，必须经过严格的临床实验。但是美国 FDA 批准的是药物，而不是一个方法。松村医生当年也不知道这一点，他申请了临床实验。因为治疗效果太有吸引力，递交临床实验申请之后，马上受到重视，开了特例隔夜批准了。但后来发现原来这不是一个新药，而一个方法。于是这个临床实验没有了下文。

昂贵的临床实验背后必须有足够强大的商业利益驱使。

同样的无奈，我在自然杀伤细胞疗法上也见到，前面提到过。

对于在松村医生这里的治疗，我既有怀疑，也有相信。要不要做，犹豫又犹豫。

Fisher 说："我没有武器了。你会死的。"他开了回到一线化疗的方案。再来一遍化疗，心里原本就心有余悸。这时，Fisher 的方案却被保险公司否决了。他们提交了申诉，申诉再次被否决。

不知道接下来的计划是什么。也不知道保险公司的程序会走多久。系统治疗停得太久，让我担忧。当下手里没有更好的选项。如果做 SEF，万一有效呢？有没有效果，一个月从肿标的变化中能看到结果。如果无效，因为没有副作用，顶多耽误一个月的治疗，况且这个月原本就在等待。去尝试这个方法，总好过干干的等待。

我试着问 Fisher 关于 SEF CHEMO 的看法。我知道他一定持反对意见，因为不是医疗系统内的办法。但是我想听听他的原因。他说出了两点反对意见：一、我们对曾经用的化疗药耐药了。我们用的化疗药包括奥沙利铂，三药耐药了，说明奥沙利铂无效了，同是铂类药，奥沙利铂无效，那卡铂也不会有效。二、卡铂的解毒剂应该不是这种吧？但是他也确定了，他也会给肠癌病人用卡铂。

Fisher 反对的话，实际上增添了我对 SEF CHEMO 的信心。对他的第一点：化疗药如果耐药，六个月以后可能再次有用。这也是 Atreya 的思路，化疗药和靶向药可以轮流反复。再说，Fisher自己，都再次给我们开了化疗的方案。第二点，解毒剂是对的。松村医生只做这一种药，做了这么多年，对他这方面的信心还是有的。我自己也查了文献，解毒剂是对的。

当年准备出国的时候，参加新东方的英语班培训。新东方的校长俞敏洪曾经说过一句话："从绝望中寻找希望，人生必将辉煌。" 这句话曾经激励过很多那个时期的人，包括我。现在又一次走进从绝望中寻找希望的悲怆。只是现在的绝望，是有关生死，是切切的绝望。与之相比，当年所谓的"绝望"，都像是在"为赋新词强说愁"。而现在我不要人生辉煌，我只想活下去。

在之前的医治道路上，我们一直没有停止搜索学习新异的疗法，但是也一直不敢偏离正轨。现在正轨看到了尽头，于是不得不寻找新路，哪怕看起来不那么靠谱的路。

但凡有一点办法，这样的诊所都不会在我的考虑当中。但是在当前的情况下，分析了再分析，祷告了再祷告，和牧师也反复地商讨听他的反馈意见，我们决定去做SEF CHEMO。

就在写下这一段的时候，看到 11 小时之前发出的新闻，在长达八年的调查后，Dr. Khan，SEF CHEMO 在加拿大实践的医生被取消了执照。从前加州的伯克利和加拿大可以实行这种疗法，现在在加拿大不能做了。但是 Dr. Khan 很有信心地说他会斗争。

替代疗法的生存环境不易。

改道亚利桑那

和松村医生谈过话，实地考察后，思前想后，辗转反侧，并且和朝辉和牧师反复推证商讨，最后做了去 SEF CHEMO 的决定。第一次治疗定在接下来的周一。在方向不确定的焦灼不安漫长等待之后，终于确定下来的方案，给我们的心里带来一些确定和安心。终于又可以对肿瘤进行攻击了，即使后果未知，也是我们愿意承担的。所有的焦灼都是在不确定中。即使马上开始的治疗有风险，我们的心也安了。

周六松村医生打来电话。看到是医生的电话，我心里一惊，拿起电话走出家门。

此时的朝辉是脆弱的。在一波接一波来不及喘气的迎战中，在长达两个多月的疼痛中，在几乎不吃东西的消瘦中，在对未来不明确的不安中，在 Fisher 医生冷酷的宣判中，我知道他此时的脆弱。我怕他被打击。我也以此时我持续绷紧了弦的脆弱，估计朝辉的脆弱。如果是不好的消息，至少我会过滤一下。朝辉对周一开始的新治疗怀抱着希望，情绪很高。

“非常抱歉地通知你，因为疫情的关系，我们的团队决定不再接受新的病人。”

希望的泡泡，“啪”的一声摔碎在湿冷的水泥路上。

我不死心，尝试打感情牌，让他为我们开一个特例："您是医生，您的决定也许能够挽救一个生命。我们的情况是……您是我们现在唯一的希望。"

"诚实地讲，他的情况我没有信心能治好他。我不会推销我的疗法给病人。"

"这是我们自己做了很多调研后，我们自己的决定。"

"可是我没有办法改变团队的决定。"

我不知道这背后的原因。我并不完全相信他的说辞——"是团队的决定让我无能为力"，因为他是一个人的诊所。有可能是他对朝辉的情况没有信心，有可能是背后发生了什么事情，替代疗法生存环境非常不易，备受争议。但这些都和我无关，相关的是，朝辉盼望的周一的治疗将不会发生。

我在细雨里的街道上来来回回地走。不敢跟朝辉讲，甚至不敢和牧师讲。从绝望中寻找希望，希望呢？我问神："你要让我们进入怎样的绝望，才能看到希望？坠入深渊，还不见底、还不够深吗？希望在哪里？"

我一遍一遍地求问祷告。泪混合着细雨，都是冰冷冷的。突然一个词，"Envita"，跳进我的脑海。

那个时刻非常神奇。就像在解一道几何难题，突然灵光一现，在哪里加上一条辅助线，解题思路出现了。"上帝关上一扇门的时候，总会留一扇窗。"人们常这么说。

Envita 是个什么地方，我不知道。刚刚得知生病的消息，达拉斯教会的朋友 Olga 就极力推荐给我们。

我给他们打去电话。非常顺利，他们愿意接受朝辉，并安排了新年以后第一次见面。

然后我才跟朝辉讲。一个坏消息，需要用一个好消息来中和一下。当一个接一个都是坏消息，不知道哪个时候一根稻草会把人的盼望压垮。有了新的希望，才敢放下前面的失望。

Envita 诊所

当那个平常却又非凡的时刻，Envita 这个名字进入到我脑海中的时候，我对它一无所知。

我上网做了所有能做到的搜索。Envita 自己家的网站列出了众多案例及采访。虽然很鼓舞人心，但总有自说自话为自己做见证之嫌。其他网站的意见反馈，就如同当下的网络世界，有两个极端的声音纷争。相信哪一个，几乎完全出自于个人的选择。如果选择相信，可以找一千种证据在心里确认，证实自己的选择是对的。如果选择不相信，也有一千个理由告诉自己选择是对的。选择相信，采取行动，相比起选择不信不采取行动，要难得多。

我的选择毫无困难。我也对我的选择毫不怀疑。并不是说我绝对相信他们会在三个月的时间将朝辉治愈，而是我相信在当时的我，做出了最正确的选择。因为这是在祷告当中，神的指示和引领，而不是出于我的思虑。我对神的引领深信不疑。

在美国大地，有众多的癌症治疗中心。住任何地方，都有一个离得不算远的有名的癌症治疗中心。这些地域分布广，数目众多，资源庞大的医疗机构，每一个都可以说是举世闻名。在这些赫赫有名的癌症治疗机构当中，Envita 诊所是一个小小的，看上去微不足道的存在。它到底有什么不同？

Envita 位于亚利桑那州的荒漠里一个叫 Scottsdale 的小城里。后来才知道 Scottsdale 其实也是一个有名的地方，每年春季的棒球练习在这里举行。

第一次开车去诊所的时候，怀着些许不安的心情，担心这家诊所和伯克利的 SEF CHEMO 一样，是只有一个房间的私人诊所。当看到两幢并排独立的楼都是 Envita 的设施，来往有很多的医生、护士、病人，马上放心一些了。

一进门的厅里，有一只半面墙大小的鱼缸。大鱼缸的生态被照料得非常好。尼莫的同类，蓝色的、黑色的、黄色的热带小鱼，在清澈透亮的水里，石间，健康快乐地钻来钻去。

厅的另一侧，诊室的门旁，高高的挂着一个十字架。十字架的下面是一只金色的钟。钟的表面写着“Healing Happens（治愈发生着）”。

来 Envita 做治疗的癌症患者全部是四期。每当有患者被治愈（无癌状态），离开的时候，他就会敲响这只钟。我每每站在那里，热切地望着这只钟，心里祈盼有一天，朝辉也能够敲响这只钟。在我们治疗的四个月期间，这只钟被敲响过好多次。有一次我刚好在，患者的家人都来了，在厅里做了一个小小的庆祝仪式。还有一次，和朝辉一起治疗聊天的病友，家住波士顿的老太太，敲响了这只钟。之后，她热切地握着朝辉的手，语气恳切地说：“你会是下一个。”

我们第一次见到了朝辉在 Envita 的主治医生 Dr. Sears。他比较年轻，大约三十多岁的样子，不打寒暄，不苟言笑，与刚刚见的非常热情温暖的护士对比，有几分傲慢和冷酷。这个最初的印象，在后来他为我们勤奋查资料、积极商讨用药的过程中完全颠覆了。

和医生的第一次会面与其说是诊疗时间，不如说是给我们上教育课。医生用一张图，解释了癌症的全方面治疗理念。他并没有一个神奇的“特效药”，一针下去能让癌细胞消失。也没有信誓旦旦地向我们保证：“我保证会把你治好。”他提供的更是一种理念，这种理念刚刚好符合我自己在一年多以来与癌斗争中在心里慢慢形成的理念，也是我心里坚信的未来癌症医治的真正方向。

“全方位医疗”在正规医疗系统也开始出现，在 MD Anderson，Stanford，UCSF 都有全方位医疗科。我抱着很大的希望约过全方位医疗的医生，很失望地发现他们基本上只是提供一些营养学的支持，并没有真正地做什么。因为受了 FDA 的约束和限制，“没有足够证据支持”，一句话将希望截断。而 Envita，将理念和研究成果，付诸实施。

Envita 的医疗理念是对癌症的治疗全方位和个性化。“杀癌细胞”，这个传统医疗系统的专注点，只是其中的一部分。我们欣喜地发现，一些我们只在论文里见过的理论，在这里被付诸于实践。技术也许并不完全成熟，但是在传统医疗已经放弃的情况下，这些激进的新疗法，提供了希望。每个人的疗法都不一样。每个人的疗法根据身体状况和进展，也在不停地调整。我见到了真正的个性化治疗。

要彻底治愈肿瘤，首先了解肿瘤特点，然后从各个可以对抗肿瘤的方向同时入手。有这样一些特点可以考虑并应用于治疗：

一、癌细胞要产生，必然有一个根源，这个根源包括：

1. 身体经常性的炎症反应

2. 化学毒素

3. 重金属

4. 感染

5. 致癌物质

相应的做法是将这些根源找出，并且去除。

二、基因突变：

癌症的基因突变包括：癌突变（Oncogenesis），抑癌基因突变，线粒体突变，和随机突变。不是所有的癌症都有基因突变。有些癌症超过一种基因突变。比如朝辉至少有三种基因突变。有些基因突变有靶向药可以用。

在医治的过程中，基因突变也会发生变化。现在出现了很多基因检测公司可以做 CT-DNA（循环肿瘤细胞基因）检测，可能对用药有指导意义。

三、生物标记物

有一些生物标记物，可以作为治疗的指导，比如作化疗药物的靶点，植物疗法靶点，借助生物标记物降低用药剂量等等。

四、肿瘤生长环境

肿瘤会在它的周围造成助于其生长的微环境，比如生成新血管，酸性环境，缺氧环境，多葡萄糖等等。改变肿瘤生长微环境，会帮助延缓甚至阻止肿瘤生长，防止转移。

五、免疫：

身体的免疫系统是对抗肿瘤的最大武器。身体里就有对抗肿瘤的巨噬细胞、自然杀伤细胞、T-细胞等。利用检查点抑制剂或细胞因子，刺激自身免疫对肿瘤发动攻击，激起针对肿瘤的免疫反应。自身免疫系统启动，是肿瘤治愈的关键。

在这些理论的指导下，如何进行抗肿瘤治疗？Envita 强调“精准医疗”的概念。

“精准医疗”的概念不断被人们提起。但是如何定义“精准医疗”，如何去做一直在备受争议。现代医学的治疗手段，过分依赖于统计数据。而从统计大数据中得出来的方案，并不是对所有人有效。对一个人是否有效，只能是试了才知道。对于晚期的癌症病人，“试药”的代价，可以是生命。

“如果你在漆黑的房间里丢了钥匙，你会从何处找起？”约翰霍普金斯精准医疗专家小组主任 Antony Rosen 问道，“你会在黑暗里摸索着找，还是把灯打开？”病因在暗，而病人在明。

Envita 的做法是尽可能地用测试手段来拧亮房间的灯，去掉不必要的猜测。

我尝试着写下来我们在 Envita 做过的疗法。有些疗法很新，在传统治疗中没有见过，其他地方也没有听说过的。这些新的疗法，让我们的眼睛打开，看到了一个新的世界。我无意宣传或者科普任何一种疗法，而是真实地记录一下，也许也帮助你的眼睛打开。

Sears 给朝辉制定的计划第一步是建设身体的力量和遏制肿瘤的生长。两个多月没有好好吃，显然朝辉的健康状况看上去不是最优。

第一步建设身体力量和遏制肿瘤生长的目标，在血检和临床身体指标显示已经达到的情况下，转到第二阶段：积极地对抗肿瘤。

朝辉的医疗计划包括下面这些方面。从他的治疗中能看出来，Envita 真的做到了全方位和个性化治疗。

一、养护身体

肿瘤本身不致命。在抗癌的战斗中失败的，有一些情况是自己身体跟不上。身体健康状况的调整，对抗癌的胜利有着极大的作用。传统医疗系统将这一部分完全交给病人自己执行，而医生做的只是消极地监测身体指标，有时用药物干预。例如，我们 Epic Care 的医生，Dr. Melnik 的标准做法是在化疗前打升白针（也是很多美国医生的标准做法），强行把白细胞升上去。我们用过一次，意识到这无疑是杀鸡取卵的做法，对身体的长期抗癌无益。

Envita 的一个做法是检查身体各项指标，按照结果，搭配营养液配方。

朝辉的 Omega6-3 的比例合适。不知道是不是我长期注重脂肪摄入的食疗起了作用。

令我惊讶的是他的维生素 D 居然不合格。

在开始化疗的时候，我们读了一些论文：维生素D会增加化疗的有效性。根据论文，咨询了当时的主治医生 Kaiser 的肿瘤科于医生。于医生同意了我们吃维生素D，但是说不要超过 1000

个单位。本着越贵越好的原则，我从 Costco 买来的维生素 D 是 5000 个单位。听了医生的话没敢吃，换成每天 1000 个单位。维生素D是透明的，金黄色亮晶晶的小药丸，朝辉戏称它"快乐丸"，因为维生素D能让人快乐，而这个亮晶晶的小药丸，看上去就让人快乐。

每天都吃，并且只要有机会每天都晒太阳，一年以后，血检结果显示维生素D居然还是偏低。维生素D对抗癌的重要性，似乎已经达成共识，传统医疗系统的医生们也不反对（他们对吃维生素C和鱼油还是反对的）。Sears 建议朝辉每天吃1万个单位，是从前吃的10倍的量。两个月以后，维生素 D 水平产生上来了，达到正常范围。

可能因为长期不吃，白蛋白偏低。打了一次白蛋白。

另一个值得提的是维生素B12。检查结果显示，血液里B12含量是超高的，然而新陈代谢的测试表明，身体消耗的维生素B12太多，实际上是缺乏的。

养护身体强调的另一个重要方面是对肝脏的保护。因为大量的用药，对肝脏的负担可想而知。朝辉用静脉输的营养液包括了护肝的药。同时，在家里每周两次用足浴和蓖麻油排毒。足浴就是用加了深海淤泥和美容黑泥的热水泡脚。蓖麻油 的用法是将蓖麻油浸到棉布里，缠裹在肝部。蓖麻油被人们更熟知的用法是裹在腹部增加肠道的蠕动从而治疗便秘。

补营养是一个正反馈。营养跟上去了，胃口就更好，更容易补充营养。

二、去除诱因：

化学类的物质，如除草剂、清洁剂、霉菌、重金属等在体内的积累，都会成为正常细胞变异产生癌细胞的起因。把这些因素都检测一遍，如果有问题，就给它除掉。

结果显示，朝辉体内水银超标。排重金属相对比较难，因为重金属沉积在内脏器官，需要慢慢地吸收出来。朝辉用了排重金属的药，在用药之后一天之内，收集尿液，测其中重金属含量，看看药是否起效。如果起效，慢慢地用药。排重金属是一个比较长期的工程。

另外发现了一种霉菌。可以用抗生素处理。

其他的都正常。

三、杀癌细胞

Envita 做的"精准医疗"的第一个努力，是将带有癌细胞的血液送去培养，然后测试各种药物对于癌细胞的杀伤能力，看看哪种药物对朝辉的肿瘤有效。这是一项新技术，提供这个服务的公司在德国，培养三个星期的时间出结果（我相信，未来会做得更好）。根据结果给出对他的肿瘤杀伤力最大的药物排名。一种用于乳腺癌和肺癌的化疗药杀伤效果好。有一种常见的降胆固醇的药，还有一种常见的止痛药对他的肿瘤杀伤力都强。反而一线肠癌化疗药只有 30% 的杀伤力。

杀癌细胞，一直是传统医疗对癌症治疗的唯一重点。手段包括：手术、化疗和放疗。不像许多其他替代疗法，完全摒弃、统医疗。Envita积极使用传统医疗的办法，但是比传统医疗做的更加先进。

按医生制定的治疗战略，第一阶段朝辉的身体建设目标达到之后， 开始积极对抗肿瘤的治疗。他的治疗包括化疗、放疗和肝部介入手术。

化疗药物在杀伤癌细胞的同时，也伤害自身。如何让化疗药尽量多杀癌细胞，少杀自身细胞？利用癌细胞的特点，朝辉的化疗用了这两种办法：

1. 癌细胞的一个特点是把自己假装为伤口，吸引血小板。（见下一章的学习笔记：这是一个什么样的战场？）利用这个特点，在化疗前，先抽血，提取出血液里的血小板之后，把血液回输（病人的血都宝贵）。把血小板打碎，将化疗药混合进血小板，同时输进身体。肿瘤吸引血小板的同时，也带入了化疗药。

2. 癌细胞的另一个特点是高葡萄糖。肿瘤的糖代谢活跃。全身癌细胞影像检查的正电子发射断层成像扫描（PetScan）就是利用葡萄糖代谢异常显示癌细胞的存在和活动情况。这也是癌症患者非常忌讳吃糖的原因之一，避免血糖在短期内升高，帮助肿瘤生长。不得不提，最新的一篇论文提出肿瘤糖代谢异常的原因不是癌细胞在消耗糖，而是进入肿瘤的免疫细胞在消耗糖。但是，不管是谁在消耗糖，活动的癌细胞吸引葡萄糖进入癌细胞是它的一个特点。利用这个特点，在化疗之前用胰岛素把血糖降到最低，人就要晕倒的临界点，之后，把化疗药混合葡萄糖一起输进去。

用这样的办法做化疗，化疗药的剂量只需要传统医疗系统建议用量的十分之一。副作用很少。

这两种办法都是 Envita 的专利。

放疗

Envita自己不做放疗，而是把朝辉送到了一个放疗医生那里，做骨转移的放疗。朝辉兴奋地告诉我："他可能是全国最好的放疗医生。"医生将放疗的所有种类、做法原理、方方面面，给朝辉解释得清清楚楚。难怪朝辉喜欢他。这个医生和其他放疗医生不同的地方在于，之前看过的放疗医生，治疗目标都是以止痛缓解症状为目的的姑息治疗。这个医生的目标是彻底治愈。他的仪器先进之处是可以同时做多个部位，用小剂量多次放疗。比如之前做的方案都是至多5次。这个医生计划20次。小剂量一方面对身体的伤害小，另一方面也希望激起身体自身免疫反应。

我们的希望是用化疗和靶向药等手段进行全身治疗。对化疗药和靶向药较不敏感的骨转移，用放疗对付。来一个，做一个，就像是打鼹鼠游戏那样。

肝部介入手术

朝辉的肿瘤情况是肝部的肿瘤很大，其他就是骨转移和脑转移。原发部位，淋巴转移，肺转移在化疗之后的几次影像检查都看不到了。对付肝部肿瘤原寄希望于约翰霍普金斯手术切掉，但是这个愿望没有实现。肿瘤没有缩到足够小。肝部介入是另外一个办法对付肝部肿瘤。我们问过斯坦福医学院的Fisher医生。Fisher医生毫不犹豫地否决了："没有哪个手术医生敢碰你。”（又一个例子说明传统医疗系统因为过于小心保守，而轻易击毁患者的希望。）

在评估朝辉身体状况可以承受肝部介入手术的情况下，朝辉被送去做了肝部介入手术，他们称之为 CIPI 疗法。朝辉的肝部肿瘤基本都在右半部分。做法是从大腿根部的动脉伸进一个针管，将药物直接从肝部动脉喷射状的进入肝部，最后再喷射一种带着药的微球。微球载体有两个功能，一个功能是将药物封在毛细血管里，不会很快代谢走。另一个功能是缓慢地释放药物。

用的药包括：化疗药——直接杀肿瘤；病毒——让自身免疫细胞攻击病毒的同时，识别是癌细胞，能去身体的其他部位对癌细胞攻击。这是一种免疫疗法。免疫 ——Pro-NK。

不管用什么疗法，他们都在尽力想办法同时激发自身免疫。

四、基因抑制

Fisher下结论说，朝辉的靶向药已经耐药，不能再用。我们没有完全同意，向 Fisher 请求做 CT DNA。CT-DNA 的结果显示，他的 BRAF 丰度很高。耐药的原因是出现了 KRAS 扩增。

基因突变是会变的。因为癌细胞狡猾，用靶向药一定会耐药。抑制了目前的通路，癌细胞会绕过这个通路，或者扩增到靶向药的力量不足以抑制，或者新增一个突变，造成耐药。KRAS 扩增，意味着 EGFR 抑制剂爱必妥不再有效。但因为 BRAF 突变还在，并且丰度很高。说明靶向药还是可以继续起效。但是单个靶向药通常效果不佳，需要至少双药联用。

BRAF突变肠癌的二线标准治疗方案是BRAF抑制剂+EGFR

抑制剂。这个组合是根据临床实验的结果，委员会投票通过的。同一个临床实验还有另外一个组合是康奈非尼+比美+爱必妥的三药组合。三药组合比二药组合在临床结果显示，平均无进展期增加了两个月。因为只有微弱的优势，但是增加了副作用，所以这个组合被否决。注意背后否决的细节：在委员会的投票中，8票赞成，10票反对。这个组合也是在微弱的优势下被否决的。方案被否决之后，只看结论的用户——医生和患者得到一个共识信息：比美对 BRAF 肠癌没有效。这让人感到遗憾。

在BRAF丰度高，但不能用爱必妥的情况下，康奈+比美显然是一个很好的选项组合。由于比美方案被委员会否决，没有进入到 NCCN 用药指南，所以保险公司不付，一个月一万多美元的费用。但前面说过，在美国癌症治疗的用药，除了保险公司，参加临床实验，还有申请制药公司的同情用药。我们向制药公司递交了申请，后来被批准。

我和朝辉还找到了另一个新的靶向药，ERK 抑制剂，可以用于BRAF或KRAS突变。这个药刚刚被研发出来，还没有开始临床实验。BRAF，KRAS，MEK，ER都MAR信号联级通路上。BRAF在上游，MEK 在 BRAF 的下游，ERK 在下下游。BRAF 抑制剂加上 MEK 和 ERK 抑制剂其中的一种或两种，都是可行的组合。这个新药也带来希望。制药公司批准了朝辉的情况，Evita也愿意帮助我们做文件，完成繁琐但必须的程序，在 Evita 为朝辉设立用 ERK 抑制剂单个人的临床实验。这种做法，在斯坦福医学院，或安德森癌症中心这样的大医疗机构是难以想象的。

朝辉还有另外一个基因突变 PK3。Fisher 那里原有一个针对这个突变的临床试验，刚刚启动的。但是 Fisher 对朝辉说：

“你现在的身体情况，我很难说服我的同事，让你入组。”临床实验，当你还有别的选择的时候，不会考虑。而当真的需要考虑的时候，它已经不要你了。但并没有什么遗憾，因为朝辉的 PK3 在 Envita 的医治过程中自动消失了。

五、改变肿瘤微环境

感谢这么多年的科研进步，肿瘤生长喜欢的微环境已经初步为人所知。比如：肿瘤的转移和生长需要血管生成；肿瘤生长的环境是酸性、无氧、高葡萄糖代谢。

抗血管生成有靶向药贝伐，常常和化疗药或者靶向药同时用，也可以用于肿瘤稳定的情况下维持治疗。有很多植物有抗血管生成的作用（见下一章《比化疗药更有效的食疗》）。在 Envita，植物疗法被当成药物，比食疗猛烈得多，他们使用大量的植物生化素。

肿瘤喜欢酸性环境。那就制造碱性环境。食疗可以很大程度上帮助制造碱性环境。

癌细胞喜欢无氧环境。有两个指标可以用来显示体内的无氧环境：一个是 Neglace，一个是 PHI。朝辉的这两个值都超标。方案是给身体加氧，改变无氧环境。用臭氧和维生素 C。抗癌的时候，一边吃抗氧化剂，一边加氧制造氧化环境，看起来互相矛盾。有氧和无氧，有复杂的代谢过程参与（见下一章《无氧和有氧的悖论》）。生命体原本就是一个极其复杂又极其微妙的过程。科学研究的结果常常会关注于其中的某个方面，而导致“盲人摸象”的理解。片面的理解会误导人错误地单一补充某一种营养品而导致相反的结果，比如癌症病人吃辅酶 Q10 导致癌症复发率上升。有氧和无氧的悖论让人陷入这样两难的境地。Envita 把输抗氧化剂的药和氧化疗法分在不同的天做，间隔开来。

氧化疗法之一是把血抽出来，混合臭氧，重新输送回去。做法之二是用高剂量 VC 静脉输入。VC 的剂量从小剂量开始，根据身体的耐受力，朝辉一直增加到一天 75 克。

抗氧化剂用槲皮素、白藜芦醇等等。

六、激发免疫

免疫疗法只有在最近一些年，才在癌症治疗领域成为主流和热门。实际上，它的历史从1891年就开始了。美国手术医生 William Coley 在他的病人中观察到一个现象：术后发生细菌感染的病人，比没有术后感染的病人有时候治疗效果更好。这个观察让他得出一个大胆的假说：是否是感染激发了自身的免疫系统，对癌细胞进行攻击？在这个假说理论的指导下，Coley 医生对不可手术的癌症病人采用往肿瘤组织注射细菌的办法。这种治疗，他做了一千多例。在没有抗生素的年代，有人出了问题，但也有人的效果令人意外地好。然而，在他的年代，主流方向是化疗和放疗的发展。他的方向没有被其他医生接纳和承认，在他的有生之年，他采用的免疫治疗在医疗界被视而不见。而今天，William Coley 被授予了“免疫疗法之父”的称号。

免疫疗法真正走进大众视线，迅速进入癌症治疗的主流，可能部分归功于美国前总统吉米·卡特先生，他今年98岁高龄，是目前年龄最大的美国前总统。2015年8月，卡特宣称，他的四期黑色素瘤已经扩散到肝部和脑。而在此前几年，他的情况是属于无药可用的。然而就在之前的一年，2014年9月，FDA批准了新药—— PD1 检查点抑制剂 Keytruda 应用于黑色素瘤。医生先用放疗处理了肿瘤，然后用上 Keytruda。同年11月，用 Keytruda 三个月后，卡特的肿瘤完全消失。

PD-1和PD-L1是细胞上的检查点蛋白，PD-1在免疫T细胞上，PD-L1在肿瘤细胞上。肿瘤细胞检查点蛋白的PD-L1和T细胞的检查点蛋白PD-1结合，打开了一个通路，也就告诉T细胞，卿本良民，别理我，不要来攻击我。PD-1 或 PD-L1 抑制剂就是把这个闸关掉，让T细胞能够认出，卿非良民从而进行攻击。

尽管卡特前总统宣称，他是被免疫疗法治愈的，医生们不得不小心作出保守的解释：放疗造成肿瘤细胞受伤和凋亡，受伤和凋亡的肿瘤细胞吸引了免疫细胞。这时，加上PD-1检查点抑制剂助力，完全消灭了肿瘤。这是一种综合作用。

但是无疑，卡特的出色成功案例，加上前总统身份的强大宣传力，让免疫疗法在肿瘤医疗领域得到巨大关注进而迅速发展。

免疫系统和癌症之间的复杂关系，仿佛被人摸到了一片衣角，但是大多数还正在摸索的过程中。

《免疫疗法革命》一书的作者，Jason R. Williams，是美国免疫疗法领域的先锋之一。一个偶然的案例，改变了他的职业轨迹，使他从传统的放疗科医生，转向致力于探索性的免疫疗法。案例发生在他在南阿拉巴马大学做住院医生的时候，他的方向是做影像引导的热消融。一个同事的母亲得了乳腺癌，并扩散到肺部，左右两边的肺部各有两个肿瘤。在当时，热消融主要应用肿瘤大小、数量有限的情形，并主要针对肝部，他们并不接受这个案例。同事央求开一个特例，因为显然，如果不做任何治疗，他的母亲很快就会死的。Williams 同意了手术，并决定先做一边，几个星期以后做另外一边。手术很成功，左肺上的两个肿瘤完全消失。

几个星期以后，病人回来准备第二次手术处理右肺肿瘤的时候，从影像上看到的把所有人都惊呆了。或者更好的说法是从影像上没看到的把所有人都惊呆了。肿瘤完全不见了，而他们什么都没有做！Williams 对此的猜想是用热消融处理左肺上的两个肿瘤的时候，将身体的免疫系统激发了，从而攻击其他的肿瘤。

从此以后，Williams 转而走上了免疫治疗的探索之路。他的目标是将这种情况变成普遍案例，而不是特例。在继续的探索中发现，热消融杀死肿瘤的同时，也会杀死本地的免疫细胞，而用冷冻消融的办法，只杀死肿瘤细胞，本地的免疫细胞还会存活。没有被批准和证实的疗法生存不易。Williams 的诊所在美国辗转，最后不得不去墨西哥，像自然杀伤细胞疗法一样。

在疫情期间，听到过几起癌症病人得了新冠之后，身上肿瘤神奇消失的故事。包括我们去听的 Nichole 的分享。她分享的故事是她已经是癌症末期，已经放弃了所有的治疗，但是因为借着祷告，癌细胞神奇消失了。医生看到影像结果直呼：不可思议。但我的理解是她在停止治疗期间得过新冠。也许像其他几个案例一样，新冠激发了自身免疫系统对肿瘤发起攻击。

往肿瘤组织里注射病毒的疗法在很长时间以来，被当作直接杀肿瘤的工具。到目前为止，FDA只批准了一种病毒用于肿瘤治疗——溶瘤病毒。它只毒害癌细胞，而不伤正常细胞。其实，处于临床实验阶段的病毒种类很多，越来越多的研究表明，病毒的作用除了杀肿瘤，更重要的作用是被病毒感染的癌细胞死亡的时候，会释放肿瘤抗原物质，这会使免疫系统识别癌细胞，到其他地方发动攻击。

类似的，朝辉在做的低剂量放射疗法，也是为了激起自身免疫系统的反应。

免疫疗法成功关键之一是肠道菌群。

讲免疫疗法不得不提的一点：肠道菌群是免疫疗法的关键因素之一。

2015年《科学》上发表的一篇论文描述了 Bifidobacterium 在 PD-1/PD-L1免疫检查点抑制剂起到相当重要的作用。特别是其中的 Bifidobacterium longum 和 Bifidobacterium breve 这两种。如果用 PD-1 免疫疗法的人，最好在饮食中增加这两种益生菌。在买菜商店都买得到，冷藏的那种。但是需要注意，只要吃够量就停。因为另外一个研究结果是肠道菌群的多样性是帮助免疫系统的关键。但过多的某种益生菌，可能损害到菌群多样性并有可能导致免疫抑制。

我们治愈的唯一的希望是免疫疗法。所有的努力，都是为了最终自身的免疫系统能够重新振作起来。我们在 Envita 期间用了上述的所有办法，试图激发朝辉的免疫系统，让它工作。总结一下，在免疫疗法方面做的和考虑做的事情有：

1. PD1 检查点抑制剂 Keytruda。每次用药后，淋巴细胞都会有少幅度的升高。显然有一点作用，但是还需要更多方面的努力。

2. 病毒疗法。在做肝部介入的时候，送进肝部的，除了化疗药还包括一种病毒。在曾经做过放疗的锁骨转移处，也注射了病毒。

3. 冷冻消融。在锁骨转移部位用冷冻消融，也希望借此能激起免疫反应。

4. 自然杀伤细胞疗法。Envita 提供的自然杀伤细胞疗法的服务，在墨西哥。一直希望在朝辉身上看到免疫疗法起效，就可以去墨西哥做自然杀伤细胞疗法。然而，一直没有发生。

给自己的免疫系统与癌战斗的机会。

癌症治愈的方向一定是用生命本身治愈生命。

七、营养素和辅助疗法

在 Envita 期间，极大量地使用保健品。在食疗中，我对保健品的态度非常保守。原因有三。一、我朴素地相信神在自然界的供应是丰丰富富足够提供全面营养，只要能吃全食物，就不吃保健品。二、因为商业利益的驱使，对保健品的大力宣传中，往往不会提到反面的效果。三、保健品制造行业的规范不够全面完善，含量药效质量方面很难完全保证。

但是 Envita 使用保健品，已经不是食疗范畴，应当算是药用范畴了。如果不是在医生的严密监控和指导下，个人不敢这样大量的用，因为不知道药物直接的相互作用，身体不良反应等等。

朝辉在家里用的保健品：

Clot Buster;

SPM Active

VD

ECGC

Bromelain

Berber Active QR

QuerciSorb SR

Artemisinin

Tetra Cumin-SR

Balance BB

灵芝孢子粉

Probiotics

Melatonin

Ku Shen

Fang Ji

Ban Zhi Lian

CBD-THC

Castor Oil

Clay Bath

在诊所静脉注射的营养辅助品：

Oxybash

VC

Querceton

ALA

Sodium Phenybatin

Artemisinin

Resveratrol

Nebulizer quercetin

蓖麻油加速肝的排毒。深海淤泥美容泥泡脚排毒。

大麻油的使用：

大麻前几年在加州被合法化。我认识的大多数的中国人都对此不满，我曾经也是其中一员，一直到朝辉开始用大麻油。我多么感激大麻合法化，让大麻油变得简单易得。

在医院和护士悄悄说起大麻油，令人惊讶的是，护士完全不反对，反而还支持他偷偷地用。后来和医生说起，甚至医生都不反对。大麻油有两种，CBD 和 THC。CBC 是让人宁静，THC 让人兴奋。最开始只买了 CBD， 在 Envita 的医生指导下，买了 CBD 和 THC，按 2:1 的比例用。大麻油不单单让人变得舒服，并且有抗癌作用。

朝辉痛的时候，他说，大麻油并不能让他止痛，但是会让他舒服。怎么样舒服法？我也不知道。有一天夜里，我的心理压力大极了，我吃了最低剂量的CBD。除了嘴里有点儿异香，什么感觉都没有。但是过了一小会儿，心情莫名其妙地变得很愉快，我在黑暗里微笑。

第二次用大麻油的感觉也很特别。我发烧了几天，退烧之后，身上长了满身的黄色小水泡。浑身痒得没办法睡觉，但是又不能抓。一抓就破，流到其他地方传染。夜里不能睡，我吃了大麻油。吃过之后不久，浑身的痒变成了热乎乎的感觉，不光是不痒了，反而还很舒服，所有长包的地方，都是热乎乎的。我很快就睡着了。第二天，包消掉了好多。

我在第二天晚上继续用大麻油，虽然身上不怎么痒了。这一次，什么感觉都没有。大麻油的功效是随着人的需要而变化的？很神奇。

Envita治疗总结

在治疗中途的时候，Sears 医生建议朝辉在锁骨穿刺，取样做病理分析看是不是同一个癌种。他很迷惑地说："看转移风格不像是肠癌。脑转移，和这么多的骨转移在肠癌里是罕见的。"我在的熊猫肠癌群，其他病友的转移都是在腹腔器官里转来转去。而朝辉除了肝转移，腹腔里很干净，甚至原发部位的肿瘤在多次的影像检查中都没有看到。Sears 是第三个这样怀疑的医生。UCSF 的医生说更像是黑色素瘤。Sears 说："像是淋巴癌或者乳腺癌。有可能是基因变异导致骨转移，但不排除有其他癌种的可能。我这样做，是为了排除这种可能性。在做穿刺的同时，用冷冻的疗法代替放疗，希望借此激起免疫反应，攻击其他的肿瘤。"

朝辉对我说："从来没有哪个医生像 Sears 这样地帮你，想尽一切办法。"

的确是。我们走的一路上，在传统医疗机构都是按照指南规规矩矩地说你该怎样。没有一个医生像 Sears，把你当成个例，按照你的身体、病情安排治疗方案。Envita 真正做到了个性化。

朝辉在 Envita 的医治下，身体感觉在一天一天好转。体重上涨，各项血检指标也变好。他开始能走路，能爬山。我们像是度过了一段蜜月期。

Sears 说：不是哪一种疗法起到作用，而是综合作用。我们现在抗争的是命，凡有效的，哪怕作用只有一点点，也不敢放弃。

二十年以前，艾滋病还是不治之症。医学上用“鸡尾疗法”，也就是几种疗法联合使用，获得了巨大成功，艾滋病患者可以活得更久，并且有相对正常的生活。任何一种单一疗法的疗效都很有限。从艾滋病的医治例子，让人们认识到综合疗法的重要性。癌症治疗也是。

我总是在提醒自己：“人生没有如果”。但我还是不时的会想“如果”的问题。如果我们最初的选择是 Envita，会不会不一样？Olga 的朋友 Sarah 在医生说了不可治愈之后，转身来到了这里，然后她被治愈了。肿瘤在化疗和靶向药的使用中得到了训练，变得更加强大，更难对付。所以 Envita 的医生也说，应该最早来。但是，往反方向想，如果来了，并没有被治愈，没有经历过传统医疗，我的心里一定是对斯坦福医学院，加州大学旧金山医学院，安德森癌症中心，约翰霍普金斯这些大名字心里依然抱有幻想，一定会后悔。唯有走过一遍，才知道此路不通。

但是，有一点可以肯定，如果有人和朝辉当年一样的情形，我一定会强烈推荐直接去亚利桑那。我的心里，还是非常希望这样的思路和疗法能够被传统医疗系统接受，得到发展和推广。这是癌症治疗的未来，是希望。现任美国总统拜登最近画了一个大饼：要在25年内，将癌症死亡率降低50%。大饼很吸引人，但是看到他的计划，我失望了。80%的投入都是在早期癌症鉴定方面。安德森癌症中心的最近一篇论文得出结论：早期鉴定并没有拉长乳腺癌的生存期。生存期延长是因为治疗办法上的进步。

全面、整合、个性化治疗，一定是未来的方向。与中医扶本祛邪的理念，实际是殊途同归。

讲了 Envita 那么多好的地方，我必须提出来我感觉到的缺点，以防止给人误导。首先，Envita 自己不会说，“我一定会把你治好的。”我们看到了被治愈离开的例子，很受鼓舞。但是同时，可能是更多我们没有看见的例子，像我们一样，没有治好便离开了。要知道，去他们那里的癌症患者，全部是晚期病人。即使不算多的例子，也非常鼓舞人。

有一个缺点是 Envita 是癌症治疗的诊所，但不是一家综合性医院。紧急情况，对症处理，都是把病人送到其他当地的医疗部门的。Envita 距离著名的 Mayo Clinic 很近，但是他们从来不会把病人送到 Mayo。原因是 Mayo 不承认他们的疗法，不与他们沟通，接手他们的病人。这是一个缺点，但是也可以理解。替代疗法生存不易。

荒漠的春暖花开

离开洛杉矶沿10号公路一直往东。地变得越来越荒芜，没有一点点绿色。曾经在美国中西部大地上无数次地开车奔跑，这样的景色，是我们熟悉的。又一次，牵手跑在荒凉的路上，一直跑到荒漠上最大的城市——凤凰城。

荒漠，不是一见倾心的恋人。爱上它，需要时间。要贴近它、倾听它、懂它。

一旦爱上，便爱得更深。

起初，看着颜色单调的土色和颜色单调的土色建筑，心里比较着Albany绿酽酽的山，碧蓝蓝的海，颜色各异的街区房子：“太乏味了。山都是一个颜色，建筑都是一个颜色，一点变化都没有。还是加州好看太多。”

过了一些天：“你注意到没有？整个城市没有一个高楼，没有一个高的广告牌，没有任何饱和色！”

再过一些天：“你看，虽然颜色看起来单调，但是都有深浅起伏，并且和环境颜色超级和谐！”

再后来：“你看，这里周遭的环境，包括城市建筑，视觉上很和谐很安静，没有一点儿扰动，没有一点儿给感官带来刺激的视觉元素。这样的环境围造了一种平和和宁静的情绪，不经意间鼓励人的关注从外部环境转为向内部寻求。怪不得做冥想做瑜伽在荒漠里更流行。怪不得在威斯康星森林里出生、长大并安家的Franklin Lloyd Wright，会选择跑这么远，在这里建工作室和冬天驿站。”

渐渐地体会到荒漠的美。这是单调和谐之美，没有纷纷扰扰，继而转向内在安静的专注之美。

如果问我，最有生命力的地方是哪里？我会说：荒漠。

远远看上去苍凉的，似乎了无生命气息的荒漠，如果真的走进去，会发现里面其实有很多很多故事，非常热闹，比绿酽酽的森林都更加热闹，有更加非凡了不起的生命力。

植物因地制宜地生长。有一种叫做“跳跳兔”的仙人球，上面生出的小小球，就像小兔子一样随时都准备蹦跳。稍微被碰一下，就跳起来，落到地上。很多落到地上干枯了，但有的落到地上，活成了新的一棵。一种细细的柳条状的仙人枝，在没水的季节，枝条彻底干枯，像是完全已经死了。但只要下一点点雨，干枯的枝马上冒出星星点点的小绿叶，并且开出花来。巨树仙人掌（Saguaro）如参天大树一样高大，但扎根非常浅，吸收水的方式迅速且高效。荒漠下雨少，并且下过雨，很快就干。只要下一点点雨，它就能马上吸收。植物之间也懂得相互依存。亚利桑那的州树——蓝花假紫荆（Palo Verde）给小时候的巨树仙人掌做了温房，护佑它成长，甚至因此而死去。巨树仙人掌成年后，在它的周遭维护了一个小小的生物圈，庇佑了许许多多其他小仙人掌、小蓝花假紫荆的生长。有时，这些被庇佑的植物夺了太多的水，造成巨树仙人掌的死亡，但一切都在往复循环互相效力的生生不息当中。

荒漠里的动物尤其活跃。

棉尾兔最多。在我们居住的“助愈之家”的校园和周围的荒地上，每天有好多只，在矮树丛的周围跑来跑去。杰克兔，长得特别高。在荒地上走路的时候，远远地看到，怕是什么有攻击性的大动物，走近了却发现不过是只兔子。变色龙蜥蜴，一动不动，像人工装饰品一样，昂首趴在阳光下的石头上。天热的时候，响尾蛇会跑到阳台的阴凉地里。我们喜欢每天都去阳台上坐，出门前要先观察一圈有没有响尾蛇趴在桌子底下。看到过两次大的响尾蛇出现在阳台上，无声无息。走在荒地的步道上，也偶尔能看到它正穿过步道。虽然响尾蛇听上去让人害怕，但是它只有两个情形会咬人：它感觉到你要攻击它；或者你突然把脚伸到它跟前，它以为是小兔子。所以，只要稍微留心一些，没什么好怕的。荒漠里鸟的叫声出奇地嘹亮，又吵又寂静。啄木鸟在巨树仙人掌上啄窝。我们常常在二楼的阳台，近距离地看它们天天进进出出。蜂鸟泊在树枝上，我正惊讶从没见过这么小的鸟，等它飞起来才知道是蜂鸟。有一天，我在荒地上听到小猫叫。好奇心让我追着小猫叫声寻去，最后发现是一只鹌鹑站在树枝上，一声声，叫得像小猫。我走近的时候，它跳下枝头，飞快地从地上跑了。一只鸟，为了躲我，不用飞，而是跳到地上飞快地跑，这件事很好笑。郊狼常常出现。白天孤独地在荒地上跑。夜里，有很多只，在我们房间的窗外，发出像小孩子哭一样的声音。有一天早晨，我要出门的时候，有一只郊狼就在门外，脸圆圆的，隔着玻璃和我相对而视。

离这里不太远，有一条咸水河，河两岸的树林里住着一群野马。它们每天在夕阳西下的时候，到河边玩耍。玩好了，排成一条长队，穿过河走到对岸。它们在岸上纵蹄奔跑，夕阳斜照的金色光芒下，美丽的鬃毛恣意飞扬。那是我们此生见过的最美丽的动物，如自由自在的精灵，美得好像不属于这个世界。我和朝辉很爱来这里，坐在岸上看他们玩耍、在水里打滚儿，看着它们的故事：

有一匹马被赶出了马群。但是它恋着这个群，不想离开，有几次试图凑近。可是只要它凑近，别的马就踢它。于是，它远远地跟着。马群一匹一匹排着队过河的时候，它远远地跟着，低着脑袋，很悲伤的形状。

有一匹红色的小母马，总有别的不同的马跳到它的身上，想要欺负它。但是有一匹白色的马，一直一直地在守护着这匹小红马，只要有人欺负它，这匹白马就过来把它赶走。

在荒漠上生活了一段时间之后，真正爱上了它。

到了 Scottsdale 之后，发现这里的房价超乎意料的高。但是，我们满怀感恩地住进了助愈之家（Help In Healing Home）。助愈之家属于慈善机构组织，在美国著名的大肿瘤医院的附近都有，为远离家做治疗的癌症病人或器官移植病人提供住所。设施超级好，并且只收取一点点费用。

这所助愈之家在著名的梅奥诊所的校园边上，一条僻静的路从门口经过。后面的荒地公园，我们每天都要走一到两趟，度过了许多美好的时光。荒地极其地平。只要下雨，便被水漫过。土特别特别的细，细得像粉尘，软乎乎的。我常常忍不住脱下鞋，光着脚踩在热乎乎的细土上，也鼓励朝辉和我一样做。

它有六个独立的病人居住楼，一个接待访客的办公楼和一个病人接待访客用的公用厨房和餐厅（访客不允许进居住楼）。

接待访客的办公楼的后院，有一个名为“治愈泉”的禅泉。水池中心处，水呈圆环形状丝滑地流下，无始无终，好像定格静止，又好像永无止息在变化。汩汩的声响、永无止息的流动和表象的恒定不变，带来内心深处的宁静。朝辉每天都到这里冥想。

朝辉在这里找到了归属感。

在家的时候，身边都是健康人，时时都会被提醒：你在生病，你是不一样的那一个。可是在这里，生病状态才是正常状态。仿佛正常的生活就是治病、聊天。大家轻松地说笑，毫无介意地说着各自的病情，拿病情开着玩笑。

一个楼有两个楼层，每个楼层住六家人，共用客厅、图书馆、餐厅、厨房。病人住的时间有长有短，有人只住几天，也有像我们这种住很久的钉子户。我们的邻居有来自阿拉斯加、堪萨斯、纽约、佛罗里达、夏威夷、加州…… 虽然地域、年龄、背景相差迥异，但是大家朝夕相处，一起做饭，一个桌吃饭，穿着睡衣煮咖啡，聊喜欢聊的天。因为这个群体的特殊性，生病的相同处境，加上与自己平常的生活和社交群距离遥远，给人带来一种安全感，不需要带社交礼仪的面具。在这里发生的谈话，彼此真诚又坦白。从不谈论政治。

我们在这里遇到了许多有趣的，在平常生活里不会有交集的人。

Paula 和 Ryan 来自犹他。Ryan 是一个矿工，操作采矿的重型机械。刚来的时候，Ryan不怎么讲话。体力劳动者有一种特有的谦卑和矜持。不讲话，不是出于傲气，更出于谦卑的人，置身于和自己完全不同的人群当中，一种自我保护的姿态。

餐厅有三张桌子，墙上挂了三幅阳光照在红石峡谷细缝的照片。岩石上的流水线条被光凸显出来，岩上的纹理又将阳光分割出不一样的色调和深浅。这是经典的峡谷照片。

有一天，Ryan 坐在他惯常的位子，背对着峡谷照片，突然来了兴致和我们聊天。他带着一种骄傲的神情，跟我们分享："从这里开车两个小时，有一个峡谷，它的形状就像一个马蹄。只有当地人才知道这个地方，我在年轻的时候去过……"像是老人给涉世未深的年轻人描述他去过的不为人知的神秘地方。回忆起年轻时不寻常的经历，他的神情依然充满了神往。

我不忍心告诉他，你说的那个地方，现在已经是网红打卡点，旅行攻略到处都有。即便远在中国的人都知道在哪里怎么去怎么玩，它叫"马蹄湾"。

"我旅行，是为了老的时候可以有故事讲给孙子听。"这不是最原始的旅行初衷吗？如今，因为信息太发达，得来太容易，年轻时辛苦不寻常的经历，如今孙子可能认为已经不值一提。丰富的知识、攻略，无形中，夺走了探险的乐趣。Ryan 像孩子一样的无辜和初心，让我感动和不忍。

从那开始，Paula 和 Ryan 喜欢在饭后给我们讲故事。Paula 个子高，很硬实，她是住在峡谷地带的印第安人。小时候的日常是在山上放羊，要去很远的地方提水。几乎是回应了我小时候在中国农村的生活。在美国还是头一回听说有人这样生活。Paula 被黑寡妇蜘蛛咬过。荒漠上，黑寡妇蜘蛛不少见，"治愈之家"有这样的警告。有一次 Paula 从门廊拿起衬衣穿，一只黑寡妇蜘蛛正躲在衬衣里，在她的胳膊上咬了一口。被咬之后，她突然感觉胸口发热，心知不妙，于是迅速去了急诊。“开始的72小时是关键。如果挺过了前面的72小时，就没事了。”她在医院住了两个礼拜。

Ryan 有一次被郊狼咬的经历。郊狼通常不会攻击人，它只欺负比它个头小的。Ryan 早晨去开他的皮卡，刚巧一只郊狼藏在卡车下面，因为太近了，郊狼惊慌，咬了他。为了被郊狼咬的那一口，他的肚皮上被打了二十多针，防疫。

常常在图书馆的房间见到 Kathy。图书馆是人最少去的地方。我在那里远程上班，Kathy 则在那里做卡片。她从 Amazon 买了一堆的小贴画，写着温暖的充满阳光的话。她坐在轮椅上，在图书馆的茶几上给卡片贴上各种小贴画，送给照顾她的朋友、医生、护士和治愈之家的工作人员。Kathy身患四种癌症：脑癌、肉骨瘤、肺癌和黑色素瘤。脑癌，做了脑手术切除，之后一直稳定。四年前，因为肉骨瘤，右腿从膝下截肢。这次是因为肉骨瘤复发，过来做治疗。陪她来照顾的是教会朋友。她的先生患老年痴呆症，被他的孩子们“绑架”到了墨西哥，为的是可以拿到他的遗产。“我已经两年没见到我先生了。”她话语有抱怨，但是丝毫没有影响到她的积极乐观。她喜欢用自己作例子，话语间，不停地鼓励我和朝辉。“我学会用左脚单脚开车。”说话的中途，她有时会停下来，抱着右腿的残肢，皱眉吸气一会儿。因为对止疼药过敏，除了泰诺，什么止痛药都不能用。右腿的残肢不时地要疼一会儿，“There are better days. For those better days, that’s why we live.”

我把 Kathy 的故事讲给圆圆听。那时候她刚刚解决了梗阻，身上带着两个袋子，再也不需要折腾起床上厕所了。她说：“看了这个故事，我哭了好久。‘For those better days, that’s why we live.’”

就是从这样一些普通人身上，从普通人的话语中，我们获得力量。没有过共同的经历不能够懂。励志的话、名人言句、哲理鸡汤，此时都苍白无力。有力量的话，往往来自于和我们有共同经历的普普通通的人平平凡凡的话。

Jane 和 Dan 来自于堪萨斯农村。他们大概六十多岁。跟 Jane 稍讲几句话，就会觉察她的内心就像没见过世界的小女孩，又单纯又干净又善良，说话叽叽喳喳没有停顿还很爱八卦。Jane 有乳腺癌，但是这次 Dan 是病人，因为白血病来做骨髓移植。

Dan 是钻井工人，总是穿着整洁的衬衣，扣子系得一丝不苟。“Dan很要面子，他穿医院的病号服怕露屁股，一定要穿内裤。我在 Marshall 八块钱买了这些内裤，很好看。”Jane 给我看她给 Dan 买的内裤。

Dan 话少，笑笑的，好脾气的样子，话全部都让 Jane 说了。-Jane 离婚后遇见的 Dan。那时候 Dan 40岁，还没有结婚。他可能不是很吸引女生的那种类型。Jane 显然对她的婚姻感觉很幸福，Dan 老实可靠，宠着她。

朝辉血象低的时候，和 Dan 是难兄难弟。两个人都是没精打采地坐在桌子边上，每天交流：“你的血小板多少了？白血球多少了？”Dan 因为做骨髓移植，白血球几乎为零。

Jane 和 Dan 都在用老式手机。Dan 给 Jane 买了一个新的智能手机，专门给老人用的那种。Jane 喜欢极了，去 BestBuy 买了一个套，把手机装在手机套里，把手机套装进一个粉红色的小袜子里，把小袜子放进包包外面的一个夹层里。“这样就不会进灰尘了”，Jane 告诉我。她有时候会让我和朝辉帮她设手机。比如，手机显示的时间还是堪萨斯时间，怎么能调成当地时间？手机上能看到她在家里的电脑上的东西吗？

Jane 做了巧克力蛋糕，分给了所有别的人，唯独没有给我和朝辉。第二天，她做了花带子编的玫瑰花和龙虾。花带子是她特别去商店买的，为了做花送我。Jane说：“我知道你们吃得很健康，做了蛋糕也不敢给你。我做了这些花给你。我也要教给你做。在我的学校，女孩子们都爱上我的课了。我教她们做这些手工编织。我也要教给你。” 她的那种来自于乡下人朴素的的体贴敏感，加上善良单纯，很让我感动。

Jane 给我讲很多农村的事：怎样积肥，怎样种芦笋，养鸡、养牛。她也养了一头驴，当农场的护卫。因为驴很会踢，有驴在，郊狼不敢来。Jane 说，住在他们那里的人，绝大多数一辈子没有离开家超过100迈的距离。“只要有农场，有酒吧，为什么要去别的地方？”来这里，也是Jane 和 Dan 第一次出远门。

很多人号称喜欢乡村生活。面对 Jane，我突然对此种想法有种羞愧。我们的喜欢，有时只是喜欢表面看起来很美的一层。对Jane，那是真实的生活，美好且辛苦。她喜欢着，且抱怨着，但是丝毫没有不满意或者想改变自己的生活，对城市的生活没有羡慕也没有不羡慕，只是单纯地觉得那是与自己无关的生活。她这么老了，依然保持着简单。来自蒙大拿的 Billy 和 Suzy 走的时候，给我们各自都留下了卡片。Jane 把卡片带到了 Dan 的病房，很想哭，但是怕给 Dan 看见，就自己去小公园哭了一会儿。

我注意到，美国的城乡之隔，比美国人和中国人之间的隔阂还要大。来自蒙大拿的儿科医生Billy和建筑师妻子Suzy刚来的时候，他们俩和Jane家彼此好像很陌生，有戒备，不讲话。

Billy 和 Suzy 是典型现代精英的生活方式。而 Dan 和 Jane 还是旧式美国农村的缓慢节奏。Billy 每天充满活力地出门锻炼；Dan 是做体力活的人，只要有空就坐下来。Billy 吃蔬菜沙拉；Dan 吃炸鸡、土豆，一点点绿色蔬菜都要扒拉捡出来。Billy 喜欢讲生活哲理，人生智慧；Jane 只讲人生的八卦，日常的琐碎。

我和朝辉是中国来的。Billy 和 Suzy 喜欢找我们讲话。Jane 也喜欢找我们讲话，Jane 会很八卦地跟我打听关于 Billy 家的事情。后来，似乎是借着我们做桥梁，他们之间也开始了交谈。

有一次，住进了一家三口人。治愈之家的管理严格，每个病人只能有一个照顾者。显然他们家被开了特例。看起来爸爸是病人，行动迟缓，不能自理。妈妈瘦瘦小小的，非常精干，随时都准备站起来做事情的样子。她风风火火地安排一家人的饭食。儿子大概四十岁的样子，穿着飒爽鲜靓的运动衣和颜色搭配的高帮运动鞋。有一天晚上，他们买了外卖比萨，摆了满满一桌，吃得很热闹。原来，妈妈才是病人，第二天就要住院去了。爸爸不能自理，所以带着儿子一起过来。那顿比萨，是见到他们吃得最正经的一顿饭。那之后，儿子和爸爸天天吃简单的微波冷冻食品。原本住在这里的人时常会坐在客厅里看电视。但是自从妈妈去住院，爸爸把电视完全霸占了。在客厅里，从早晨坐到晚上。终于有一天，儿子和爸爸在客厅吵起来。其实只是儿子骂爸爸。说了很多“Fxxx”。“十几年，都是妈妈在照顾你，你什么时候照顾过别人？你天天坐在这里看电视，大家都没办法来了。Fxxx you……”

美国人好面子，尤其这个儿子，看起来像是体面的人。吵过之后，他当然更加不和任何人讲话了，因为丢了面子。在陌生的地方，憋久了，总要想找人说个话。他唯一肯和朝辉讲话。

第一次发现朝辉有这个特质。新来的人不熟悉，开始不怎么讲话，但最先都是和朝辉讲话，慢慢地开始，再和旁人熟悉一些。

我有时想，是什么让朝辉吸引所有的人都愿意和他讲话呢?每个人身上都有一个化学场。朝辉的，是他散发的温柔和亲切，是从骨子里发出的谦卑，是他的不设防，他的 being vulnerable。朝辉随时都接受任何人原本的样子，从不评价人。无形中，不被注意到地，他成了连接所有人的中心。朝辉就像修女特蕾莎妈妈说的这样：温顺、谦卑、纯洁，像孩子一样干净。是这样的品质，由内而外散发的化学场，让两三岁、四五岁的小孩子主动和他打招呼。让完全不了解他，心有戒备的人也愿意过来和他讲话。“愿你出走半生，归来仍是少年。”半生之后，他的内心依然保持了孩童。

Envita 的治疗，和疗养一样的生活，显然是起效了。在亚利桑那住的四个月是我们在抗癌期间的蜜月。

周末我们就去远足或爬山。每次都能走得更远些。身体恢复的过程让人的心里充满了希望。虽然未来依然不确定，但是充满希望的本身，使生活美好。我们最远走过4迈，爬升1200尺，站在高高的城边缘，俯儆整个凤凰城，像是人在天边。回想几个月前完全卧床，这是一个奇迹。

食疗附赠的乐趣

二月学校放滑雪假的时候，两个孩子从加州飞到亚利桑那跟我们住一个星期。在凤凰城的沙漠植物园走路，怕孩子们抱怨植物园无聊，我给他们布置了一个任务："你们每个人找出三种可以吃的植物。"

令我惊奇的是，本以为可以贯穿至少大半个行程的任务，在刚开始没多久就完成了。

也是从这开始，我发现荒漠上的植物对生命是如此的友好。几乎所有见道的植物都是可食用或可入药的。

我们在亚利桑那的荒漠上经历了一个完整的春天。

吃了很多枸杞。野生的枸杞长得漫山遍野，只要有植物生长的地方，就能找到枸杞。几乎每一棵枸杞树的味道都不太相同。有些更甜，有些更酸，有些多了点儿土的味道，有些稍微有点儿苦。

我们尝试了长成不同形状的仙人球、仙人掌、仙人树的果子。所有的仙人球、仙人掌、仙人树，果子都是可以吃的。之前我们只吃过仙人掌的果。最常见的仙人掌，英文名字本来就是刺梨（prickly pear）。有时候商店可以买到。自己摘的，回来用火烤一下，把刺烧掉。刺梨的种子很多，散布在果肉里，种子又很硬，吃起来麻烦，干脆挤汁。浓浓的紫色，加在任何饮料里，都会染成漂亮的颜色。另外一种很好吃的是桶形仙人球（Barrel

Cactus）。它的果子没有刺，像小小的菠萝。我们住的助愈之家有好多，酸酸粘粘的。我们吃，松鼠也吃。最好吃的果子是巨树仙人掌（Seguaro）的果子。大家熟知的是巨树仙人掌的样子，亚利桑那的标志性植物。可能不多见它的花。巨树仙人掌的花是亚利桑那州花，在四五月间开，花是白色的，花开的时候，蜜蜂围绕着嗡嗡嗡地转。果子在夏天成熟。我们离开的时候，花正在开，却没有等到吃它的果子。

亚利桑那的州树是蓝花假紫荆（Palo Verde)。刚到的时候就注意到这种与众不同的树，因为树皮是全绿色的。春天的时候开成满树黄色的花，树下落英缤纷。花落的时候，长出绿色的皂荚。等到扁扁的嫩嫩的皂荚中间鼓起小包，里面的豆子就可以吃了。我们采来，像煮毛豆一样煮了吃。脆脆的，带点点的甜味。

从朝辉生病，我开始读文献读书学习，研究营养饮食学，从此对野生天然植物产生浓厚的兴趣。

现代农业因为追求产量，以至于同样的蔬菜，与从前用原始低产量种植办法种出来的相比，营养成分含量不够。尤其是植物生化素。（参见第三部分对于植物生化素的解释）

植物生化素是为对抗恶劣环境而生的。所以越是恶劣的环境下生长出来的植物，植物生化素含量就越高。以葡萄酒为例。葡萄酒中的白藜芦醇可以抗癌。世界上，白藜芦醇含量最高的红葡萄酒是产自于Niagara Valley和Burgundy的Pinot noir。因为这两个地方气候非常潮湿，容易生霉菌，生长在这里的葡萄，白藜芦醇含量比阳光灿烂的 Napa Valley 高很多。蓝莓是抗癌好食物，因为它的抗氧化剂含量高。野生蓝莓的抗氧化剂含量是种植蓝莓的两到三倍。在武侠小说里，救人的神草都是生长在“极北苦寒之地”。大概是真的。民间呼声很高的抗癌三大仙药：白桦茸（chaga），灵芝，冬虫夏草，无一不是在严寒恶劣环境下生长的。

离家不远的山上，到处都有黑莓。在Albany小山，在Tilden，在海边的步道上，黑莓从夏天熟到秋天。常常，朝辉在旁边的步道上走路，或者做八段锦，而我在荆棘丛中，小心翼翼地避着刺，摘黑莓。他走过来，摘了直接吃。我要是摘到最大最软的，就会直接放进他的嘴里。秋天的黑莓，是第二个季节，果子不光瘦，还酸。“好多的生命力呀。”朝辉感慨。

“好多生命力呀。”我跟着说一遍，笑呵呵的。心里因着生命力的果子，充满了希望。仿佛这生命力进入到身体，便有了对抗癌细胞的魔力。

且不管植物生化素，不管营养学，最朴素的信念就是：“好多的生命力呀。”

还有很多和黑莓树莓长得类似形状的莓，我不会细分，不知道名字，但是见到就会采来吃。从前在《荒漠求生》的课本里学到的知识：在野外，只要见到这种形状的莓，全部都是无毒的，可以吃。

牛奶蓟，和牛一起生长在牧场的大草原上。它长满了刺，对牛有害。春天，牛奶蓟嫩的时候，我们采叶子。每天出门走路的时候都采一些回来，用剪刀小心地把边缘的刺剪掉，和其他蔬菜水果一起打成蔬果汁，或者拌进沙拉里，像生菜那样。夏天，牛奶蓟的种子成熟了的时候，带上厚的皮手套，把包着种子的花苞葫芦剪下来，带回家。在好太阳的天里晒几天，找一个木棒子锤呀锤，在风里吹呀吹，剩在手里的，是一大把籽粒饱满沉甸甸的种子。用磨咖啡的咖啡机磨碎，放两小勺，用开水冲成茶。原本棕色的种子，冲泡成茶以后，是漂亮的淡紫色，带着它的前生——紫色花的记忆。在可以喝的时候，朝辉几乎每天都喝一杯牛奶蓟泡的茶。他肝上的肿瘤负荷大，又用了很多药，对肝负担重。但是一直没出现肝功能的问题，不知道每天喝的牛奶蓟起了多大的作用。

朝辉有的时候叫我“采蘑菇的小姑娘”。所有的蘑菇，只要无毒，都是抗癌的，即使是超市里卖的最便宜的纽扣蘑菇。我们家的冰箱里，一直蘑菇不断。但我还是相信野生的蘑菇，有效成分更多更强。

去年在我孜孜不倦地研究蘑菇的时候，朝辉偷偷买了一个礼物送我，《红木海岸线上的蘑菇》。我也上了 Mondocino 植物园开办的采蘑菇的课，学习怎样采蘑菇吃并且不会被毒死。

十月到三月是湾区的雨季，采蘑菇的季节。下雨过后的天气，和朝辉走路，多了一项乐趣：他在步道上走，我穿着登山靴在步道旁的山上跋涉，寻找蘑菇。我们在山里采到了牛肝菌（king bolete, queen bolete)、巫婆的奶油（Witch's butter，也叫“金手指”）、鸡油菌（Chanterelle）。Envita 的医生推荐我们可以吃云芝，美国人它叫“火鸡尾”，因为形状和颜色变化的层次感很像火鸡尾巴开屏的样子。他们认为云芝和灵芝类似，可以抗癌。我正琢磨，那里可以找得到，回到家的时候，在家里的树篱笆上居然就长着一簇簇漂亮的云芝。

吃野果、野菜、采蘑菇给我们添了许多乐趣和积极的心情。如果问我：“有用吗？”我不知道。至少它带来的乐乐和希望，就在当下，给我们开心的享受。

在我发掘野果期间，发生了一件好笑的事。和朝辉去Napa泡泥巴浴。泡完泥巴浴，在旁边的野地里捡核桃、摘葡萄吃的时候，我看到了橄榄树。橄榄是紫色的，软软的，肯定是熟了。其实我以前不认识橄榄树，但是我从它的形状断定是橄榄，于是我摘了尝一尝。油很多，且有浓浓的橄榄油的清甜，我肯定它就是橄榄。除了橄榄油的清甜，也有些辣辣的味道。可能是因为新鲜吧，我想。吃了两三个以后，发现感觉不对。嘴巴里的辣开始变成麻和涩。这种麻和涩在蔓延。我和朝辉开玩笑的说："一会儿如果救护车来了，你指给他们看，是那棵树。"嘴巴里完全是麻的，涩的，甚至几个小时之后吃饭，还是涩的。我在朝辉的嘲笑中，吐呀吐。这种感觉一直延续到第二天。

摘下来的橄榄，被我按照网上查到的方子腌了。橄榄需要腌上几个月，去掉涩才可以吃的。腌好的橄榄，我一直没有吃。实际上，我什么橄榄都没有吃，因为只要看见圆溜溜的形状，那种涩涩的感觉就回来了。肢体记忆仍然新鲜。惨痛的经历也许会使我此生与橄榄绝缘。

回到加州

四月，回了加州一趟。那之后不久，朝辉开始发烧。一发烧，就开始紧张，想知道为什么发烧，是感染，还是癌细胞生长？他的血小板和白血球变低，化疗加上放疗，身体承受的平衡压倒了。发烧一个星期以后，他有些头疼加鼻塞，意识到发烧的原因可能只是感冒。但是，从前的噩梦回来了。只要出一点差错，便是接下来的连锁反应。如墨菲定律说的："在你认为事情不可能变得更糟的时候，它将会变得更糟。"中国的古语智慧说的是："福无双至，祸不单行"。每次出状况，都是连锁的反应。在刚发现生病时。脑转移发生状况时。现在。

化疗和放疗全部停了。医生每天都监测血液指标。做了血液的细菌培养，怕是感染。同时说，作为预防，用上了抗生素。

接下来，或许是抗生素引起的，也许是肿瘤引起的，肝功能开始异常。胆红素高。医生怀疑是胆管有堵塞，但是查过后，这个原因被排除了。

我说，我们回家吧。这边既然没有积极的治疗手段了。我们回家处理了肝功能的问题，维持治疗。一个月以后再回来放疗。朝辉想再见一下放疗医生。他停顿了一下，有些困难地说出这句话："也许，我们回不来了。"但是，我心里还是抱很大希望的。

早晨起来装包，收拾。然后等朝辉醒。开12个小时的车，一直开到 UCSF 急诊部。我们在湾区的医院一直是斯坦福医学院。在路上，我突然想起来，我们是不是应该换到 UCSF。原因是在斯坦福医学院，Fisher 只肯给他做目标为舒适的治疗，他的话，定下了整个治疗团队的基调，他们不会积极地朝着治愈方向努力。UCSF 据说更加关心人一些。我们在过去打交道的经历中也感受到这一点。

UCSF 医院和斯坦福医学院一样有一面大窗户。窗外是旧金山永远散不开的云雾。朝辉生日的那天，Julia 给他办了一个网上聚会，庆祝他的生日。虽然到最后累了，但是，是开心的一天。我在窗台上摆了一朵家里摘的玫瑰。朝辉给我发信息："小花花陪我。"

还有一天，他给我发信息："你是我的小呀小苹果。脑子里一直在浮现你离开时的圆圆脸蛋。"

UCSF的医生显然并不乐观。他们把胆管支架做了延长，并且说，过两天胆红素和肝功能指标就应该改善。如果没有，那么应该是肿瘤原因引起的。需要跟肿瘤医生做抗肿瘤医治。

脊柱上的肿瘤又长大了。他的腰痛。不能走路了。但是这不是危急的情况，找放疗科做以止痛为目的的姑息治疗，安排在一个礼拜以后。

出院回家的时候，朝辉说："我们可能需要准备安宁疗护。"UCSF 医生的话，几乎又一次地没有给我们希望。如果肝功能的原因是肿瘤引起的，就必须做抗肿瘤治疗。但是抗肿瘤治疗要求肝功能正常。

回到家，我们找了当地诊所的严医生。原因是，我们还有希望继续 Envita 的治疗。Envita 要求有一个愿意配合治疗的当地医生。严医生是中国医生，更加灵活一些。

见了严医生，他说："安宁疗护是好的选择。"

我不放弃。我们还可以用康奈加比美的方案，并非无药可用。康奈，在我手里有药。我继续给基金会打电话，那天，奇迹一样，比美居然被批准了。并且用了速递，在第二天的早晨八点钟就运到了家里。

严医生不建议我们用。他对这个药不是很清楚。从保守的角度，不建议用。他说，如果引起了肝损，可能一两天就不行了。既然医生不了解，我自己去读制药公司的信息。制药公司对他们自己的药，比谁都清楚。制药公司的用药说明上明确讲了，对于严重肝损的情况，建议把剂量从四粒降为三粒。

我又看见了希望。我们开始吃康奈加减量的比美。果然，朝辉不发烧了。眼睛的黄疸也似乎好一些。

朝辉还继续在街道上走路。虽然，他只能走一个街区。但是有一天，他走到 Hal's office， 买了两杯咖啡回来，他一杯，我一杯。

但是，与此同时，他也和孩子们讲了他放弃治疗的事情。他说："爸爸可能不能陪你很久了。"

在去 UCSF 做放疗的路上，他出现了讲话困难。

但是，还是坚持到见 Atreya 的那天。那天，朝辉用了他最大的努力。站在电脑屏幕前，他微笑着，正面地积极地，在 Atreya 面前表现了他最好的一面。可惜，医生很容易看到，他讲自己的名字和生日已经很费劲了。与 Atreya 的沟通只能由我代替。医生说，你们马上去 ER，然后做 MRI，看一看脑子里的问题。因为最近的 MRI 机器出了故障，正常途径的 MRI 至少排在三个月以后。如果脑部问题还有可以回旋的余地，不要错过了这个时间窗口。

朝辉说：“我不要去医院。”

我搬来牧师。牧师劝说朝辉，咱们去急诊，至少能止痛。“能止痛，挺好的。”朝辉突然眼睛一亮，接受了止痛的说法，同意去当地的 ER。但不是 UCSF 的急诊，我们上次在 UCSF 的急诊体验很差。

当地的 Sutter Health 医院急诊处没有 MRI。夜里，他们给做了简单的 CT 扫描。结果显示，脑部有四个大的肿瘤，数不清的小肿瘤。

严医生崩溃了。夜里11点打电话给我：“你别来找我。为什么不早一些来？你们赶紧准备安宁吧。我没有任何办法。”医生的压力也很大，尤其是当他们对病人有关心有负担的时候。

急诊处建议我们转到病房住院，等明天早晨8点去做 MRI。朝辉说：“回家。”

“好，我们回家。”

放弃的勇敢

有一个熊猫群，群主小韩主任很了不起。像刘淑明一样，他建了许多侧重点不同的消化道癌症群。电脑专业的他，花了大量的精力，学习了解癌症知识、各种疗法、治疗最新动向，和各地医院的医生沟通，做科普报告，分享病友经历，给没有方向的病人指导治疗方向，给无助的人们提供相互帮助的平台。他默默地帮助了无数的人。小韩主任是我的一个楷模：做影响到他人的事情，诠释人生的意义。做没有站在光里的英雄。

BRAF 突变的肠癌群，如末世之船。短短的一年多时间，不停地看到旧人走，新人来。超过五年的，只有一个叫“幸运贝贝”的幸运儿，她幸运地经历了免疫风暴，并幸运地从免疫风暴中逃生，达到全面缓解。小韩主任的一句话，在群里不时地被人拿出来打气：“不是因为有希望才去坚持，而是只有坚持才会有希望。”我也把这句话拿来给朝辉做鼓励。

抗癌美少女圆圆是一个励志典型，也是我的一个神交，经常和朝辉提起来的一个人。她的观念很正点和积极，态度又很乐观顽强。我有一次为了鼓励朝辉，又一次讲到圆圆的坚持。“她坚持是为了什么呢？”

朝辉突然这样的疑问把我愣住了。我只是想着她的顽强与坚持，给了我们一个先驱的榜样。朝辉的角度却不同。

最后的一个多月，我们很多时候只是静静相对。他伸出手，捋着我的头发。我满心感激地说："谢谢爸爸，谢谢爸爸陪我。"

他的坚持是为了能多陪我一些。

在亚利桑那的商场人来人往中，突然看见朝辉熟悉的身影。脑子还没有反应的时候，心里先涌动起温暖的波。人那么多，只有一个人，让我心里有这样温暖的波。

2019 年永远定格的美好。

这是一个太难太难写的勇敢。每次想写的时候，都终止在哭泣里。因为太难写，请原谅我的软弱，请允许我从2019年开始。仿佛那一年的美好，存在银行里。有这些快乐幸福积蓄在那里，才足够在接下来病痛的日子里花费。攒得多多的，花也花不完。感情是可以积蓄的。快乐，也是可以积蓄的。在幸福快乐的日子，你不要忘了积蓄爱情、幸福和快乐，像攒钱攒经验攒人脉同样的重要。

2019年，我们奔波的生活，才真正地稳定下来。从2013年底搬家到加州开始，朝辉创业，我在国家实验室工作。三年以后我丢了稳定工作，开始打零工。一年后，朝辉又丢了工作。直到2018年底，我换到了电力公司上班，朝辉换到了薪水高，工作不累又喜欢的程序员工作。2019年我们才开始按部就班的日子。工作没压力，也开始了生活。

2019年夏天，我们带着两个孩子和一条狗，走了"迷失的海岸线"穿越背包行。那是场至死难忘的旅行。秋天带着两个孩子走了"从天际线到海"的穿越背包行。我给朝辉买了湾区时尚风格的酷酷书包、牛仔衣、自行车。我们开始骑车。最喜欢的路线是从家去 Tilden 公园。去的路是一路的上坡，我气喘吁吁地落在后面。到了坡顶的丁字路口，朝辉停在那里等我。我追上他，嘲笑："你看你骑不动了吧？还要停下来休息。"朝辉最初想解释他是为了等我，发现我是故意的，就憨憨地笑："对，我是骑不动了。"然后在下坡一路，跟在我的后面。

我们骑车去咖啡屋上班。伯克利和 Albany 附近的每一个咖啡屋都坐遍了。两个人买两杯咖啡，上一个上午的班，骑车去骑车回。我们骑车走遍了 Albany 每一条大街和小巷，将藏在每一条小巷的"小小图书馆"全部找出来，标记到地图上。我们手拉手去 Trader Joe's 和农夫市场。有一次路上碰到我们的邻居，很矜持不苟言笑的韩国老头。看到我们，他笑了。停下来，比划说："It's beautiful, you guys."最喜欢手牵手，他和我一样的步子，他的手总是软软的温暖的。他有一双应该属于女生的漂亮的手。

2020年新冠，开始全时间居家上班，我们骑车更多了，只是没有咖啡屋可以去。

从什么时候我们开始了争吵。其实是我吵，我心里急的时候，不会好好地说话。起因是他抱怨肩膀疼。我责怪他工作太认真，天天伏案在沙发上。他联系公司给买了人体工程学健康的全套设备。

2020年，从肩膀疼，到痛风脚疼，到发现血栓，到确诊癌症……

走在路上的时候，我坚信奇迹会发生，神的应许不会落空。在憧憬的想象中，我们被神拣选，我们为他做活的见证。我整理一路的努力经历经验想法，像前面的行路人激励过我们一样，激励后面的行路人。

奇迹没有发生。似乎只有奇迹活下来的人，或者说成功的人，才会被推崇，会愿意被借鉴参考。我们显然没有成为那个愿意被复制结果的人。

但是我又想，不管结果如何，我们的一路依然是非凡的一路。奇迹发生的很多时候，人们并不明白奇迹发生的原因，于是就企图做出一些解释。这种解释往往非常主观，对人造成误导偏信。并且个例的发生，有时有特别的情况条件，并不具统计学意义，也不适合推广。有人试图将这些奇迹的发生汇总起来，试图发现其中的共同点，从原因和结果之间的关联找到统计学的意义。

有一个儿科医生 Bernie Siegel， 在上个世纪七十年代的时候，他想到：面对被称为"绝症"的癌症，却有一小部分人活了下来，活下来的秘密是什么？他称这些人为" ECAP" (Exceptional Cancer Patient)。他致力于研究这些人的共同点，总结经验。按照总结出来的经验，组织癌症患者用这些经验和方法去抗癌。同时，他做了数字上的统计，希望看到用了这些方法的癌症患者，和其他的癌症患者的生存率，从统计数字上会显示出不同。遗憾的是，这些办法的作用，没有在统计数字上表现出来。但是，依然不能减少人们对此的热情和信心。

面对束手无策的晚期癌症，太想有一个控制键，从被动走到主动，哪怕多一点点的效果。1982年《科学》杂志发表了一篇文章。小鼠们被做了肿瘤移植，然后分成三组。第一组的小鼠，每天被电击；第二组的小鼠不被电击；第三组小鼠和第一组小鼠同样被电击，但是，留了一个按钮，小鼠如果按下按钮就不被电击。实验的结果是27%的遭到电击的小鼠排除了肿瘤；54%不受电击的小鼠排除了肿瘤；63%遭受电击但是有控制按钮的小鼠排除了肿瘤。这就是David在书中提到的著名的小鼠控制按钮实验。这个实验说明压力本身并不是原因，自身对待压力的反应才是。找到了控制键，有了控制权的小鼠，哪怕有一点点的控制，他们的生活态度，引领着生活质量发生巨大改变。态度和质量的改变，进一步带来结果的不同。Bernie Siegel 医生也许没有真正了解癌症治愈的原因，至少他提供了一个控制键，让只能被动挨打的小鼠，找到一个按钮。现在很多替代疗法所做的，包括 Envita，包括 Bernie Siegel 医生开办的 ECAP 营会，包括我们曾想加入的在 Marine County 海边的营会，还有民间存在的各种抗癌营会，都在提供这个按钮。

人们特别愿意去相信。因为相信至少给人希望。医生的判决书没有留下希望，人们宁可因为想要这希望，所以选择相信。我们也不例外。

很遗憾，人生总有一些这样的时刻，似乎不留遗憾本身，成了做一件事情的目的。因为心里想达到的那个目的，也许遥不可及，也许自己无法掌控。

当严医生给在急诊室病房里的我们打电话，告知CT结果：“显示脑部有四个大的肿瘤，和很多个小的肿瘤……”朝辉对我说：“回家。”

第二天，联系安宁疗护前，我再问朝辉：“我们不去医院了，好不好？”朝辉点点头。

实际情况可能会比较乐观。血检的结果很漂亮。他的肝功能恢复到正常。红血球、白血球、血小板，也都恢复到可接受的范围内。这说明，新用上的靶向药是有效的。

然后呢？靶向药预计四个月之后会耐药。然后呢？严医生说：如果你是在10年以后生这个病，也许会有其他的办法。但是现在，没有。原本唯一的希望是TIL。TIL要求脑部无瘤至少稳定六个月，我一直在等待这六个月的期限到了，就联系做TIL。现在，唯一治愈的希望，灭了。

当然，因为靶向药有效，脑部可以放疗，延长生命是可以做到的。为什么要这么做呢？除了延续可预见的痛苦。

不放弃的时候，我们只要有一丝丝的希望也不放弃。但是，前面没有了希望，勇敢放手吧。

在家等待的日子，朝辉发生了癫痫。护士、医生都严肃地跟我说，一定要吃预防癫痫的药。我问她："为了什么呢？"

"为了让它不再发作。每次癫痫发生之后，病人都会很累，会睡觉。"

难道不好吗？医生说了，癫痫发作的时候，病人并不会难受，因为他们没有感觉。

我跟朝辉解释了，医生建议吃防癫痫的药。他不要吃。他不要吃的时候就不张口。他的意识非常清楚。他不吃，我就不给他吃。他现在几乎什么药都不吃，除了有时起来找Advin吃，像吃安慰剂一样。他也不怎么痛了。

我在BRAF突变肠癌群里，知道病人最后的痛苦。肠梗阻、尿不出、所有止痛药都不管用的癌痛……朝辉很怕痛。如果因为脑里的病，至少不痛。朝辉虽然说不出话，但是他的头脑一直都是清楚的。我为此感恩。

该放手的时候放手，也是一种勇敢。真正的勇敢。

我们一起放的手。

第三部分　抗癌学习笔记

为什么要学习？

在美国，只要被按诊疗标准划分为四期的病人，就会被贴上“incurable”——无法治愈的标签。美国医生会在最早的第一时间告诉病人：“你的病是无法治愈的，你是要生命的质量还是要长度？”这是他们的职业训练。甚至，有些医生（可能并非少数），会预估出一个生命期限，你还可以活多久，就好像是神赐予了他们掌管生命的权柄……

不！根据抗癌一年多的学习，我终于明白：医生说的，只是指南，不是事实！医生把你这个特殊的个体，放在统计数字中。他忽略了统计数字来源的复杂因素，也忽略了你的特殊个体因素。

在“不可治愈”的治疗目标指引下，医生的治疗思路也是按照规范的NCCN治疗指南走。当指南上的方案用完，医生只会手一摊，告诉你：对不起，我没有武器了……单纯按照指南治疗被治愈的病人比较少，这不奇怪，因为指南里已经定义了“不可治愈”。

如果看文献找新方法，会发现关于癌症治疗研究成果非常之多，可谓百花齐放。有许许多多方法得到的正面效果非常鼓舞人心。然而，从医学论文到临床实践，跨越了一个长长的临床实验的距离。美国医药界的严格规范更加是强力地拉长了这个距离。临床实验不单单是时间跨度长，并且花费巨大，需要背后有足够的经济动机促进制药公司或研究机构来做这样的事。无形中，很多在论文里出现并被理论和实验验证的好方案，没有办法用到临床实践当中。拿着这些论文里的方法问医生，通常得到的都是这句话："不可信，没有足够临床数据支持……"这句话简直成了医学界的统一口径，成为治疗上不积极作为的冠冕堂皇的借口。

有某些统计数字表明，晚期癌症患者当中，学习型患者生存期更长。我不知道这种统计是如何做出来的。这句话很像是政治正确，因为即便有人反驳，也很难有证据证否。但是，为什么会这么说？生其他的病，都可以交在医生手里，自己可以完全不懂医。然而，晚期癌症病人的治愈，患者自学医学知识会起到很大的帮助。因为在医生那里，仅靠指南，已经被标签为"不可治愈"，能做到的已经是有限。

任何一种方案的选择，都面临某种风险，而承担最大风险的，是病人自己。在这场博弈当中，没有人的赌注比病人自己更大。理想的状态是学习型患者，找到一位学习型医生，共同边学习，边想办法。从论文到临床实践之间的长距离，是我们的机会和希望。

从未知的黑暗，走进希望的阳光里；从对死亡的恐惧，走进自然的生命新陈代谢中。在这场复杂的微妙的迂回的战争中，坚持就有胜利的希望。

这是一个什么样的战场?
—— 了解癌细胞、炎症和免疫的复杂三角关系

癌症是怎么发生的?

人们用观察、归纳、总结——朴素的中医方法，得到了一些结论：不健康的饮食，精神压力，不经常锻炼……

但是，癌症到底是怎么发生的？为什么有人非常注重饮食却得了癌症？有人喝酒吃肉从不忌口却不会生病？有些人经常锻炼身体健康，一发现患癌就是晚期？有些人从不锻炼病病殃殃却尽享天年？这个问题太令人迷惑，于是有人问了一个问题：上帝掷骰子吗？得了癌症只是因为运气？

感谢无数的科学家的投入，近些年医学上终于摸到了一些线索，关于癌细胞、炎症和免疫之间的关系。了解我们面对的是一个什么样的战场，才能够知道怎么样应对，指导我们如何走在抗癌路上。

癌症与炎症的关系直到九十年代后期才被正式提出来。有了美国国立卫生研究院（NIH）的投入，近些年关于炎症、免疫的研究越来越多，思路越来越清晰。尽管目前还是属于神秘地带，远远没到完全了解的程度，但至少，有了一些线索。

什么是炎症（inflamation）？

“抗癌要多吃抗炎的食物。”这是人们现在普遍的共识。那什么是炎症（inflamation）？

公元一世纪，希腊的一位叫 Dioscoride 的外科医生给出了炎症的简单描述。这个描述至今还在医学课本上沿用：1. 发红；2. 发肿；3. 发热；4. 发痛。

炎症怎么发生的?

炎症的发生过程有这样几步：

第一步：病变发生，并影响到身体器官或组织。这个病变是指任何外来、非自身的干扰，比如擦伤、烫伤、中毒、细菌感染等等。

第二步：首先探测到病变的是血液里的血小板。它们迅速聚集到病变的周围，并且释放一种化学物质——血小板衍生生长因子（PDGF)。

第三步：PDGF向免疫系统的白血球发出警报。

第四步：白血球接到警报，产生一系列物质，开启修复过程。这些物质包括：

· 细胞因子——免疫大军的信使，在细胞之间传递指令，请求免疫系统支援或者呼吁免疫系统撤军。

· 趋化因子——有细胞分泌的信号，吸引免疫细胞到达病变部位。

· 白三烯——发炎前驱物质，诱导发炎。

· 前列腺素——让血管扩张，降低血压，引起炎症反应。

· 血栓素——让血小板凝聚和血管收缩，与前列腺素的作用相反，二者动态平衡。

第五步：开展一系列的修复过程：

· 扩张通道，让免疫后援大军能够进入。

· 在凝聚的血小板周围产生凝血，堵住开口。

· 让临近组织具有渗透性，使免疫细胞可以进入，攻击入侵者。

· 启动受伤组织的生长。

· 让组织器官把丢失的部分长回来，同时生成小血管，给重新生长的修复工地输送氧气和食物。

第六步：修复工作完成，新的组织马上停止生长。杀敌完毕的免疫大军退回到正常防守待命状态。

这个过程设计得无比精准、绝妙与和谐，迅速的反应、修复，同时自我平衡、自我限制。（顺便问一下：设计得如此精妙完美，你会相信是自然进化自然选择的结果吗？）

炎症和癌症什么关系？

某个部位如果经常性地发生炎症反应，那这个精妙的修复过程出错概率就会大大增加。比如，如果长期患有肠炎、胃炎、乙肝等等，患癌几率会大大增加。中国古语说“常在河边走，哪有不湿鞋？”一旦修复过程出错，又不能够及时纠正，癌症就发生了。

有研究表明，经常吃抗炎药，比如布洛芬等药的人，更不容易患癌。因为很少给身体发炎的机会。

癌症和其他疾病不同，其他的疾病是入侵者。而癌症，就像是特洛伊木马，潜入身体内部，并且利用人体自身的炎症修复过程入侵。它既聪明又狡猾又变态。它假装自己是一个永不愈合的伤口，让身体不停地修复， 供给它生长。

和正常炎症反应相比，癌细胞有它的三个特点：

1. 癌细胞主动开启炎症过程。

癌细胞首先释放一种物质叫做Cox-2， 它是产生炎症反应过程中关键的酶。之后，它产生大量的与炎症发生时同样的物质：细胞因子，趋化因子，前列腺素，白三烯，这些发炎反应的物质现在成了帮助癌细胞生长的肥料。同时，和炎症一样也让周围的组织可以渗透，好让癌细胞穿透扩散。

2. 癌细胞让招募来的免疫细胞缴械，为它所用。

癌细胞不单单产生炎症物质，以供自己生长，它还让周围的免疫细胞不去攻击它们。

招募来的免疫军被招安投敌。它们不但不攻击癌细胞，还会继续产生释放更多的细胞因子和趋化因子，吸引更多的免疫细胞来。吸引来的免疫细胞又会被癌细胞缴了械，成了叛徒。一旦肿瘤长大，形成一定气候，就会越长越快。所以，肿瘤越大，越容易生长。因为它有能力缴械更多的免疫细胞。更多免疫细胞为敌军所用，产生更多的炎症物质，造更多血管，提供更多的氧气、食物给癌细胞，形成了一个对癌细胞有利的环境。

3. 癌细胞不死。

正常的细胞有一个很重要的机制是自杀机制，　也叫细胞程序性死亡(Apoptosis)。正常的炎症修复过程完成以后，细胞启动自杀机制，组织停止生长，免疫大军回去待命。这是极为重要的一步，它避免了免疫细胞继续攻击健康细胞。而癌症，它狡猾地关闭了这个自杀机制，变成了不死的细胞。

癌细胞的这三个特点，看似很强大，很难被攻破，但是这些机制和特点一旦被人发现，就可以针对这些特点来对付它，强处变成致命弱点。

比如：利用癌细胞自动启动炎症过程的关键酶Cox-2抑制剂，可以停止它的炎症启动过程。但是Cox-2　抑制剂因为引起心血管疾病，于2004年被停用。

关于癌细胞不死的秘密，是源自于癌细胞释放NF-kappa B的一种物质。如果能把NF-kappa B的抑制剂找到，就可以让癌细胞正常死亡。所有的制药公司都想找到这个NF-kappa B的抑制剂。好消息是NF-kappa　B　抑制剂的技术门槛可以很低。天然食物，比如：绿茶中的儿茶素、红酒中的白藜芦醇，都含有NK-kappa B抑制剂。

癌症和免疫之间的较量，是我想说的重点。做了这么多基础知识铺垫，终于讲到正题了：癌症、炎症和免疫之间的复杂三角关系。并如何在这个关系的指导下进行食疗及自然疗法。

癌症和免疫什么关系？如何用它来指导抗癌？

以下这段内容，是我在阅读了癌症、炎症、免疫的文献，用工科思维，做的一个简单模型。我称它为跷跷板模型。虽然癌症是一个极为复杂矛盾的过程，远远不是一个简单模型能够描述的，但是这个模型可以比较简单地解释癌症、炎症、和免疫之间的逻辑关系。这个模型的描述，及在各种情况下的逻辑性验证如下：

癌细胞和免疫系统之间的平衡，就像是在跷跷板的两侧。

（情景一）免疫细胞落地，癌细胞在空中的场景，描述的是人不患癌，也不容易患癌的状况。免疫系统强大，稳稳坐镇。即便有变异产生癌细胞，因为免疫系统的强大，把它扼杀在摇篮里。所以人不会患癌症。

有的人生活特别不健康，抽烟、喝酒、吃红肉、不锻炼、晚睡，但是很长寿也不患癌。人家拼的是免疫系统，生来如此。

（情景二）在炎症的帮助下，发生癌细胞变异，炎症同时帮助癌细胞生长，给癌细胞加力。如果癌细胞长到一定数量，免疫系统不能够稳稳坐镇了，在某个临界点，免疫系统离地，这时候，我们说身体有了癌症。

但是这个时候癌细胞的数量还少，免疫系统还压得住癌细胞，和它处在平衡的一种状态。癌细胞被管制，处在不活跃的状态，有时PET 扫描都查不到。癌症的最早期是这种状态，癌症被临床治愈也是这种状态。这个状态，如果没有炎症持续加力，免疫系统也一直保持强大，可以与癌细胞一生和平共存。

从这个跷跷板模型中看，保持这个平衡的关键两点是：1. 不让炎症给癌细胞加力，也就是保持身体低炎症状态；2. 保持加强身体的免疫力。这两点都是可以通过健康饮食和健康生活方式做到的。

打破这个平衡的原因也是这两点：

1. 身体炎症给癌细胞加力。

有人癌症治愈以后，回归到不健康的生活方式，不健康的饮食或精神焦虑等等，身体回到慢性炎症的状态，直到某一天平衡被打破，也就是癌症复发。

2. 免疫力突然降低。

用两个例子来说明这种情况：

我在的500个人的"笑谈癌症"微信群，今年出现相当高的比例（>7/500）打了疫苗以后癌症复发，或者原先被控制的癌症开始进展的例子。因为在这样小的人群样本中有这样的高比例，不能不去猜测癌症的复发和疫苗之间直接的关系。朝辉也是在打了第二针疫苗以后，肿瘤出现了进展。我把朝辉打疫苗前后那段时间的淋巴细胞检测结果画了个曲线，发现打疫苗之前，淋巴细胞一直在稳定值左右波动，但是打了疫苗后突然下降。我对此的逻辑推理是免疫系统原本不够强，因为对抗疫苗反应，免疫细胞数量下降，免疫力被削弱，平衡被打破。

第二个例子是比较有意思的一个案例：有一个病人，接受了肾移植以后，需要服药压制自身免疫系统，好让身体接受新的肾。两个月以后，该病人发现乳房有肿块。经检查，肿块是黑色素瘤。但奇怪的是，找不到黑色素瘤的原发部位。六个月以后，病人因黑色素瘤的原因去世。

不久以后，发生了同样的另一个病例。这个病人为男性，接受肾移植两个月以后，也发生了黑色素瘤，同样找不到原发部位。同样奇怪的事连续两次发生，这个病人的医生认为这很不寻常，于是花了很多功夫做调查。他发现，两起病例的肾源来自于同一个姑娘，此姑娘12年前切除过一个小小的黑色素瘤。

这个姑娘的黑色素瘤的癌细胞一直都还在，但是被遏制在免疫细胞的监管之下。当她的肾移植到新病人身上，病人的免疫系统被压制，癌细胞很快长大扩散。

因为这个发现，医生马上给病人用强大的促免疫药，促使身体排异反应，将移植的肾当异物排出，很快肾被摘除。病人活了下来。

（情景三）癌细胞占主位。癌细胞在下，免疫细胞在空中。

一旦这种情况发生，问题就变得很棘手，因为三者之间不再是简单的力量关系。

跷跷板模型里，癌细胞和免疫的通路上有一个单向阀，一旦过了平衡线，癌细胞在下，免疫在上，单向阀开启，免疫细胞流到癌细侧胞侧，反而来帮助癌细胞。倾斜得越多，流向癌细胞的免疫细胞越多。癌细胞越长越快，从线性生长，变成指数级成倍生长。

这种情况在前面解释过，原本攻击癌细胞的免疫细胞，进入到肿瘤里，便被强大的癌细胞缴械，不但不攻打癌细胞，反而会呆在那里当叛徒，招募更多的免疫细胞前来。还会乖乖地帮助癌细胞搞建设，帮助长出新的血管，运输氧气食物给癌细胞。

在失去平衡的状态下，如果在发生的早期，还是有可能通过低炎、增加免疫力来反转回平衡的，当然需要癌细胞是比较温和，癌品比较好的那种情况。但如果是晚期，靠食疗，保持低炎状态，增强免疫力，已经是杯水车薪。因为癌细胞强大到可以自发产生炎症。免疫细胞气势汹汹地杀进去，全部被缴械，助长了癌细胞。

处于如此困难无奈的状态，怎么重新回到平衡中呢？从模型看，必须借助外力。通过外力，削弱癌细胞的力量。或者突然给免疫系统加很大力。

化疗、放疗、靶向、手术都是直接削弱癌细胞的力量。但是医生也说，晚期病人，化疗靶向等治疗手段只能延长生命，不能治愈。但是，为什么一直都有人，数量不可忽略的那么多人，从生存曲线中逃脱，长长久久地活下来呢？

把癌细胞砍杀到一定地步，当它没有能力把进入肿瘤的所有免疫细胞全都缴械，还有免疫细胞留下来杀癌细胞。某一天，突破临界点，免疫系统可以重新找到管制癌细胞的平衡，回到（情景二）的状态。

在用化疗药和靶向药的治疗期间，调理身体状态，使身体耐受是关键，同时努力增加免疫力，一旦癌细胞被杀到很弱，免疫这边会跟上，达到管制平衡。

用 NK，CART，TIL 等疗法，是属于给免疫系统突然加大力，用免疫细胞杀癌细胞。如果有效，有可能直接治愈。

PD-1或PDL-1抑制剂的免疫药，不属于给免疫系统加力的那种。它的作用是将联结癌细胞和免疫通路上的单向阀关掉，让免疫细胞不为癌细胞所用，也就是不再流向癌细胞。PD1就像免疫细胞自带的一个攻击阀，进入肿瘤以后就被关掉。PD1 抑制剂让这个阀重新打开。它的作用是双倍的：免疫细胞不被缴械，帮助肿瘤生长，同时它会直接攻击癌细胞。

癌症病人的免疫功能通常会弱一些，因为很多免疫细胞都被肿瘤用了。在用PD-1抑制剂的初期，常常效果不明显。需要一定的时间才出现效果。用了PD-1抑制剂以后，进入肿瘤的是良兵，但是兵力还很弱小。但是慢慢地，因为免疫细胞不会被招安，自身的免疫功能会慢慢地涨上去，慢慢地，开始见到杀敌效果。如果同时配上直接杀敌的化疗药和靶向药，两头并进，效果会更好。所以用免疫药的时候，重点是提高免疫力。可以用食疗、锻炼、冥想等办法。

炎症反应是个微妙的事情。一方面，它会给癌细胞助力；另外一方面，炎症会调动免疫大军。如果免疫大军调动得足够多，多到癌细胞应付不了，就会攻击癌细胞。但如果调动的不是足够多，反而会为癌细胞所用，不但没有杀到癌细胞，还会帮助肿瘤快速生长。

在抗癌过程中怎么运动也要谨慎。运动增强免疫，但过量运动引起炎症。

听到了几起因为感染了新冠病毒，晚期癌症病人的癌细胞神奇消失的例子。这种情况很可能是超级的炎症调动起沉睡的免疫大军，将癌细胞统统干掉。但是这样的情形很难复制。为什么？每个人的身体情况都不同。免疫大军如何被调动，如何平衡，如何控制，就像生命起源的本身，在科学范畴里，还是一个谜团。

让身体保持健康。化疗也好，靶向也好，都是为身体争取到最后的反转平衡。如果在长时间的较量中，保持身体处在健康状况，反转回免疫制衡癌症的平衡是可以达到的。抗癌的过程是复杂的微妙的迂回的，因为癌症、炎症、免疫的关系就在微妙之中平衡、较量。

看到过不少用自然疗法治好癌症的例子。可能有更多的用自然疗法结果失败了的例子没被看到。

饿死癌细胞的思路，理论上也是可行的。可是前提是别把自己先饿死。

别人的抗癌经历可以参考，但是不能复制。为什么？因为你是特别的你。上帝造每一个人都是一个特别的个体。这是你与像撒旦一样聪明狡猾变态的癌细胞之间长期的较量。要有头脑有智慧有信心有耐心有毅力去对抗，保持健康，保持低炎，保持免疫力。把注意点放在身体的健康状况上，而不是疾病上。

有氧还是无氧帮助癌细胞生长？

——癌细胞与氧的Paradox

肿瘤生长的微环境具有两面性，甚至多面性。

肿瘤喜欢无氧环境。听说“癌细胞怕氧气”。于是有人用加氧的办法（比如家里可以买的氧舱）来治疗癌症。可靠吗?

我试图解释一下我学习理解的癌细胞与氧之间的复杂矛盾关系。

癌细胞的生长是需要氧的，和正常细胞一样。不同的是在缺氧的环境下，癌细胞也可以生存但是正常细胞不能（原因机理是癌细胞可以只用一级生化反应产生一个ATP。有兴趣了解具体的细节，请参考学习《生物化学》大学课程）。

癌细胞在过度繁殖、过度消耗氧的过程中，造成了缺氧的环境。

缺氧的环境中，癌细胞也不是很爽，于是它很有危机感，加紧生成血管，好输送更多氧气。生成的新血管只带来暂时的不缺氧，因为生长出来更多的癌细胞，很快又处在了缺氧的环境。这样的循环，造成癌细胞的疯狂生长，恶性循环。

小结一下就是说:

有氧环境 ==》促进癌细胞生长

无氧环境 ==》造成癌细胞疯长

如果身体没有处在缺氧的环境下，氧增加的效果是促进癌细胞的生长。因为癌细胞总是比正常细胞更会抢氧气。

但身体如果处在缺氧的环境下，氧气增加的效果是改善缺氧环境从而减缓癌细胞生长。所以有些人用氧舱，对治疗是有帮助的。

怎么知道自己的微环境是缺氧还是不缺氧?

有两个检测可以作为微环境缺氧还是不缺氧的指标：Neglace 和 PHI。考虑用加氧疗法之前，最好需评估自己的状况，以避免加氧反而是助纣为虐的情况。

有氧也长，没氧也长，好像拿癌细胞没办法。但恰恰是癌细胞很会抢氧这一特点，可以被利用来作为攻击肿瘤的战略武器。

癌细胞抢氧，如果给它过量的氧，达到毒性水平，它抢着抢着就把自己给引爆身亡了。

怎么做？ 手段之一是大剂量维生素 C（VC）疗法。

一百年前，不爱美人只爱马的诺贝尔奖得主，Otto Warburg 发现，即使在不缺氧的情况下，癌细胞也比正常细胞消耗更多的糖。这个现象被以他命名，称作 Warburg 现象（最近有论文说，糖是肿瘤中的免疫细胞消耗的，不是癌细胞消耗的。对错暂且不论，因为尚无定论）。Warburg 现象后来被用作肿瘤生长监测的一个手段，也就是大家熟知的 PET 扫描，也叫去氧葡萄糖正子发射扫描。近年来，人们又想，癌细胞的这个特点，除了被用做检测手段以外，为什么不能利用来攻击肿瘤呢？癌细胞是狡猾的特洛伊木马，假装自己是身体的一部分，癌细胞和正常细胞不容易区分，这使得癌症治疗非常棘手。既然癌细胞有这个特点，为什么不能加以利用?

在有 KRAS 和 BRAF 突变的人群里，发现癌细胞吸引更多葡萄糖是因为葡萄糖运输者 GLUT1 被上调。GLUT1 不光是运输葡萄糖，同时也运输脱氢抗坏血酸（DHA），VC 的氧化形式。氧化形式的 VC 到了肿瘤缺氧的环境中，要还原为VC，这个反应的过程中会造成癌细胞内氧化压力上升，上升到一定程度就会导致癌细胞被氧化而死亡。（这个过程其实是非常复杂的一系列运作。喜欢深究的同学，请自行阅读参考文献2）。

实验证实了用高剂量的静脉注射VC的办法，会有选择性的杀死具有KRAS或BRAF突变的肠癌细胞。

值得注意的是少量的VC是抗氧化剂。大剂量的VC才是氧化剂。在有癌细胞的情况下，如果补充VC剂量不是足够大，达不到毒性水平，很大的可能性是反而助长了癌细胞生长。

VC是一种自然疗法。不要期待有化疗一样的巨大效果。梅奥诊做了一个大剂量 VC 疗法的临床实验，结论是没有显出任何疗效。但 1976 年诺贝尔奖获得者，Cameron-Pauling 做的临床实验及一个日本的类似研究显出了效果。同一个临床实验得到了两个相反的结论。究其原因，梅奥诊所在做了两个月的时候，没有看见效果，就像对待化疗药一样停用了。而 Cameron-Pauling 的临床实验，坚持用到了两年。

VC 属于自然疗法，极少伤及自身。全方面的抗癌，不能只寄希望于特效药，而应从各个方面各个方向入手。改变微环境不是朝夕之间的事。

没有一种营养，只营养了正常细胞而不营养到癌细胞。也没有一种药物，只杀伤癌细胞而不伤及正常细胞。如果不能短时间一下子将癌细胞完全消灭，突然剧烈的打击反而会有可能激发癌细胞发生这样那样的变异。不如长期作战，在微妙的迂回反复中，将平衡反转，让自己的免疫系统/微环境神不知鬼不觉地最终战胜癌细胞。

参考文献：

1. https://www.cancer.gov/research/key-initiatives/ras/ras-central/blog/2020/yun-cantley-vitamin-c， 2020

2. Reactive oxygen species and cancer paradox: To promote or to suppress? Sehamuddin Galadari ... 2017

手术或穿刺激怒肿瘤?

种子和土壤

“当植物结出种子时，它的种子会被带到四面八方。但只有落在适宜的土壤上，才能够生根发芽。”这是 1889 年，英国外科兼病理医生 Stephen Paget 提出来的种子和土壤假说。他用这个假说来描述癌细胞的扩散转移：种子指癌细胞，土壤是微环境。癌症发生扩散和转移不单单需要种子，还需要局部的微环境。

可惜的是，他的假说受到了强烈的反对和质疑，随后他的假说也渐渐被人忽视和遗忘。这个忽视和遗忘，要归功于另外一位重要人物 James Ewing。James Ewing 在癌症治疗史上可谓影响力巨大。他是美国癌症协会（American Cancer Society）创始人之一。他的更大影响力，应该是因为他写的肿瘤教科书——《A Text-book on Cancer》。James Ewing 提出来肿瘤转移是由于纯机械力量和循环机制：肿瘤细胞被卡在了过窄的脉管里从而转移生长。他的理论，反驳了 Paget 的“种子和土壤假说”，并影响了美国乃至世界接下来七、八十年的肿瘤医治的走向，影响之深远甚至延续到今天。看今天的传统医疗系统，注意力还只是在对付肿瘤（种子）上。尽管“种子和土壤”的假说在 Jame Ewing 死后，上世纪七十八十年代被重新提出，之后对微环境的研究有了极大的进展，然而依然没有在传统医疗上有具体的实践。

在 Paget 提出“种子土壤”假说一百三十多年以后的今天，终于有人重新把他的假说翻出来，并用实验证明了这个假说。这个人是安德森癌症中心的 Isaiah Fidler 医生。讽刺的是 Isaiah Fidler 因此被称为“癌症转移的先驱”，只因为他证明了一百三十多年以前的假说！

可以说，癌症的治疗尽管进步迅速，然而相对于它应有的步伐，相对于人们的需要，它实在是落后了太久。但是令人高兴的是，对于种子、微环境的科学研究进展迅速。回答了许多癌症治疗上的疑问。相信这样的思路会引导未来癌症治疗的方向。

手术/穿刺会增加复发转移的风险吗？

早在一百多年前，英国的医生 Stephen Paget 提出“种子和土壤”假说时，提醒大家手术可能会增加复发的风险。与此同时，在美国约翰霍普金斯的外科手术医生，现被人称作乳房切除术之父的 Willams Stewart Halsted 也发出同样的警告，因为他发现有些接受肿瘤切除术的患者存活时间不及不做治疗的患者。可惜，他们的声音被质疑、忽视和遗忘了。他们看到的众多病例，也被认定为“个案”、“没有统计学意义”。甚至直到今天，这个观念还没有被医生普遍接受。如果做手术，手术医生不会考虑全身的系统癌症治疗。医生给后期患者开出穿刺取样的诊疗计划的时候，也不会有任何犹豫。

甚至Google这个问题，跳出来的第一个搜索答案是“不会”。

为什么手术会增加复发转移的风险？

没有被官方肯定的问题，没有官方权威答案。相信手术会增加复发转移风险的人，有不同的逻辑理论解释。

《抗癌，新的生活方式》这本书里，David 解释说：癌症的转移扩散，就像是一个帝国要侵略和发展殖民地。原发部位在支持殖民地的同时，也会释放出一种抑癌因子，防止转移的部位生长过大，动摇他的霸主地位。如果原发部位被切除，抑癌因子消失，转移部位会加速生长。

另一种解释其实也比较类似：当一部分肿瘤组织受到创伤时，其他部位的肿瘤会收到信号，需要加力生长补充。这解释了经验印象中，越是年轻健康的癌症病人，越容易术后凶险地复发。

2017 年发表的一篇文章，系统地解释了手术触发癌症转移的机制。

如 Paget 所说的，散布到四面八方的种子，只有落在适宜的土壤上，才会生存和生长。癌细胞的转移和生长，实际上是一个挺不容易的过程。先要长到足够大，能富余出足够的癌细胞到达循环系统里。然后，要在宿主的防御抵制中存活下来——每个器官都有防御抵制机制。之后它被困在了一个遥远的区域孤军奋战，要奋力地修筑血管工程，成功了，才会侵入到器官在那里生长。

这个不那么容易的过程，从手术中得到了帮助。如何被帮助到的，机理有以下几点：

不可避免的损伤使肿瘤细胞脱落到血液和淋巴循环里。对肿瘤做的物理性干预会让循环肿瘤细胞至少成十倍地增长。

手术中正常器官受损恢复，会导致免疫抑制，自然杀伤细胞降低和巨噬细胞减少，从而癌细胞更容易存活。

术后急性炎症反应，释放促炎细胞（IL-1 和TNF等），帮助癌细胞的粘附和生长。

中性粒细胞（Neutrophil）术后大量增加也促进癌细胞的粘附与生长。中性粒细胞在受伤组织周围形成网状的DNA结构，称为NET。这个网状结构不单能够捕捉癌细胞，还散布促炎因子，帮助捕捉。在肝结直肠手术的人群中，血清中NET越多，越容易复发。如果术后抑制NETs，会抑制转移和超进展。

有理论支持，就有相应的临床措施。这是患者和医生可以商讨做的事情。建议如下：

1. 晚期患者做切除原发部位手术，一定要慎重、再慎重。

2. 检测血液中的循环肿瘤细胞。这是非常容易做的常规检测。手术前和手术中做这项血检，可以作为复发转移的预测指标，帮助制定接下来跟进治疗的方案。

3. 术前几天和术后几天服用 Propranolol 和 Etodolac。Propranolol 是一种降血压、降心率和抗焦虑的常见药。它也是一种 beta blocker，可以用作抗癌药。Etodolac 是 COX-2 抑制剂。COX-2 是启动炎症过程的关键酶，在前一章《这是一个什么样的战场？》里提到过。这两种药在术前和术后合用会降低肿瘤转移风险。这两种药对身体的副作用/伤害很少。付出很少的代价，降低转移风险。为什么不呢？

参考文献：

1. Paget S. The distribution of secondary growths in cancer of the breast. Lancet 1889;133: 571-3. https://doi.org/10.1016/S0140-6736(00)49915-0

2. Surgery for Cancer: A Trigger for Metastases, Samer Tohme... 2017

3. Perioperative COX-2 and β-Adrenergic Blockade Improves Metastatic Biomarkers in Breast Cancer Patients in a Phase-II Randomized Trial, Lee Shaashua... 2017

在营养学的迷雾森林里找到自己的信念

称营养学为“迷雾森林”一点都不为过。饮食营养世界中的多频杂音，矛盾的信息，相左的意见，各样的推送，简直就像是疫情期间的网络媒体。吃什么好？吃什么不好？哪一个是真的？该怎么吃？该信哪一个？

这便像是行在迷雾森林中，必须找到自己的信念。癌症治疗要个性化，饮食营养也需要个性化。

在学习和实践过程中获得的饮食营养方面的信息，我把它分称三种：

第一种：官方正式指南。

传统医院机构的信息基本上是按照指南来的。在查询食物信息的时候，我常常会用到这几个网站：

Health.havard.edu；

Mayoclinic.org；

Mdanderson.org。

这几个网站给出的信息一定有可靠的科学依据和支持，因此权威、可靠、中规中矩、非常可信。但缺点是过于保守。对于最新的研究，他们或者不予理会，或者给予否定。而否定的原因往往非常统一：没有足够的数据支持。虽然各大医院现在都设置了全方位疗法（holistic treatment）或整合医学（integrative medicine），但其实还是中规中矩。当我想在食疗中用上芦荟，或者灵芝，我天真地想从irts 医疗机构得到支持，给自己一些信心，但无一例外收到的都是打击。

没有完全数据支持的，他们都不予承认，甚至会强烈反对：因为对毒性没有完全的研究；因为没有足够人体临床数据支持；因为作用机理不足够清晰；因为跟正在用的化疗药/靶向药/免疫药或许有冲突……

对于不被官方认可或被官方反对的食物，我并没有完全听从医生的意见。我做了灵芝文献调研，然后自作主张地吃了灵芝孢子粉。在那期间，本来被化疗药物打压的红血球、白血球、血小板同时上升。因为没有其他饮食或用药的改变，我认为是灵芝孢子粉的效果。虽然无从知道抗癌效果如何，但是因为帮助了血象上升，没有耽误化疗，已经起了足够好的作用。用免疫药期间，却不敢吃灵芝。因为灵芝有双向调节免疫的机理。人的免疫系统太过复杂，担心影响免疫药的效果，因而采用保守的做法，不用灵芝。

除了对官方权威不认可的食物不一定完全听从，对他们认可并大加宣传的，也不见得要完全听从。一个原因是官方指南都是从大数据中得出的结论。他们有一个职责是对大众饮食起导向作用，需担负大健康的责任，所以他们必须保守。大数据的结论，对待个人的情况，不一定适用。另外一个原因是统计和临床实验的具体信息在简化成简单结论的过程中，被丢失。为了让大众容易理解和接受，变成非黑即白的简单一句话。自己要针对自己的情况，辩证地看待这些对大众宣传的信息。

高脂饮食作为一个例子。高脂饮食被广泛地认为不健康。常常会看到宣传少油的烹饪方式，在"无药而愈"，"全素饮食"推荐的健康饮食中，甚至宣扬"无油"，完全不见脂肪类。我会用在饮食中用相对比较多的脂肪。原因之一是脂肪的能量高，增加体重得靠它。原因之二是长时间大量地吃蔬菜和全谷物，如果没有油脂，胃会抗议。高脂饮食不健康的结论，基本上基于动物类脂肪的高脂饮食得出的。地中海饮食被肯定为最健康的饮食之一，但是地中海食谱中，橄榄油用量是很大的，远比中式炒菜用的油多，做出的饭也是非常地油。我认为关键是选择对的食用油。我的厨房里，用的最多的是有机初榨橄榄油和冷轧经过天然方式提炼的牛油果油。偶尔用黑芝麻油调味。早晨会用一些椰子油。在"高脂不健康和少油烹饪"的宣传下，我根据自身需要，选择了近乎"高脂" 饮食。

鸡蛋是另外一个例子。曾经因为胆固醇含量高，鸡蛋在健康饮食中被建议限制用量。后来官方为它平反，鸡蛋的胆固醇含量虽高，但并不直接和人体胆固醇相关联。我做了一些搜索，看到了有研究结果表明，吃鸡蛋与乳腺癌、前列腺癌、子宫癌、肠癌正相关。每星期2-5个鸡蛋都会发现有关系。其主要原因是鸡蛋黄中含有的胆碱成分。我选择限量吃鸡蛋，一周两到三次，并且有时把蛋黄留给家人吃。

结论：对待权威信息和官方指南，需要结合自己的情况，辩证地看待和应用。

第二种：前沿的科学研究。

这类信息争议性最大。有一些前期实验数据，但是还没有足够人体临床数据支持走进临床应用。这一类信息，有一些被传统医疗机构的营养师认可，有一些不被认可。认可哪个，或者不认可哪个，都是个人的选择，没有真正权威。而这是商家最大的机会。如果有研究表明某种食品有抗癌作用，商家会推出此类保健品，并给予大力宣传。保健品是介于食品和药物之间的灰色地带，规范不严格，剂量、有效成分、有效性、毒性都没有严格的标准可以使用。但是它们在民间被大量使用。直到1998年，NIH第一次成立替代药品中心（Alternative Medicine Center），投入大量的资金做这方面的研究。显然，远远不够。用保健品，极其需要个人的谨慎选择和判断。

例子之一：绿茶。绿茶的抗癌成分已经被证明和认可。绿茶中的茶多酚，是抗癌的有效成分。我们在UCSF约见的整合医学医生也提到可以喝绿茶，要喝得很大量，一天至少四杯。

证明绿茶在临床的有效性，一直是一个难题。从小鼠实验看到的结果很好。有肿瘤的小鼠用了绿茶后，肿瘤完全消失。但是小鼠实验中，用的绿茶剂量相对它的体重非常大，并且除了绿茶，什么也不给它吃。这样的结果，很难在人体重复。绿茶能够治疗癌症吗？一个三十年致力于验证绿茶临床有效性的专家对此的回答是：“是，不是，也许。（Yes，no，maybe.）”

既然要喝那么多杯绿茶，那可不可以吃绿茶素胶囊？我非常谨慎地决定不吃。为什么绿茶素胶囊不能吃？一粒绿茶素的有效成分相当于7杯绿茶，被浓缩在一粒小小的胶囊里。它对肝脏的负担和毒性，没有被完全地研究过。对正常人也许不算什么，对于已经用了很多药的癌症病人，肝脏的负担已经很重，再增加负担，风险是未知的。吃任何一种有副作用的东西，对癌症病人，机会成本都是很高的，高到可以以生命为代价。

喝天然绿茶不会有风险。只是要根据自己的情况注意咖啡因的含量。如果喝去咖啡因的绿茶，要仔细看一下去咖啡因的加工过程，是用热水、二氧化碳等天然方式还是化学方式，如果没有标明去咖啡因加工方法的，保守的方式是不买。我们在 Envita 治疗期间，用了大量的儿茶素。这是在医生的监督之下用的，并且同时用了肝排毒的系列措施。

例子之二：辅酶 Q10。辅酶 Q10 是强力抗氧化剂。有相当多的癌症患者发现患癌后，开始吃辅酶 Q10，帮助抗癌。最近的发表的一项研究结果，吃辅酶 Q10 保健品的病人，相比不吃的病人，乳腺癌复发率高了 76%。人体太复杂。食物/药的作用机理往往不是简单、单向、线性的。

在我的食疗实践中，对于保健品和营养品的态度是不吃。除非是因为某种原因身体失调，不可能通过天然饮食恢复，必须药物补充。相信神创天地造人之初，给人预备了足够营养丰富的食物。从食物中能够得到所有人必需的营养。

第三种：一些个例。

“我身边的某某，这样吃，就好了。”每看到这样的事情，都会让人兴奋一下，感觉又有了一个新的可能新的希望。但是这些个例，不单单是不构成统计学上的意义，其背后或许还有其他复杂原因，被人有意无意地忽略掉，从而造成误导。

变成全素饮食之后，癌症被神奇治愈的例子我听说过好几个。每次都觉得，如果我改变饮食，神奇的事情也会发生在我身上。然而，改了这么久，却没有看到神奇发生。我慢慢意识到，身体若是失去了一个平衡，把这个平衡重新找回来，不是朝夕的功夫。

那些神奇的案例，是怎么发生的呢？

国内有一个《非药而愈》的公众号，他们有一个明星案例是一个叫张生的人，发现胃癌时已经扩散，医生宣判只有一年半的生存期。他改成全素饮食后，癌症无药而愈。目前张生在致力于宣传全素饮食。在文章中，他说："全素饮食两个月后，肿瘤缩小。" 我认真地看了他的治疗经历，发现他先是用了化疗药。化疗药物起了作用，肿瘤缩小到足够可以手术完全切除。之后做了手术将肿瘤完全切除。整个癌症治疗过程，可能就没有全素饮食的什么事。但是在他的宣传下，人们看到的故事是：全素饮食，将晚期癌症患者治好。绝望中的人都很喜欢这样的故事，宁愿相信是真的。可是，如果自己试了，并没有复制奇迹，会不正确地打击到人对于改变饮食的信心。误导的故事实际是有危害的。

我也曾经相信过全素饮食。实践之后，得到结论：1. 全素并不健康。2. 正在治疗中的癌症病人不适合全素。治疗中的癌症患者，最需要蛋白质，而全素饮食难以提供足够的蛋白质，必须吃添加蛋白。也有很多微量元素，全素饮食不能够提供，所以全素饮食需要吃一堆的营养品。这和我相信的全食物营养基本信念是相悖的。

饮食和生活习惯原因造成的癌细胞生长，是在人体内经年累月才发生的。人体一旦失去了这个平衡，哪里是两三个月改变饮食就可以逆转的？当然也需要经年累月日积月累才行。

很喜欢哈佛医学院的 Dr. Jeff Rediga 在他的讲座中引用的一张卡通画。

他把生病的人比喻为掉下悬崖，掉下悬崖以后，只有等待医生的拯救。怎么防止人掉下悬崖，也就是说防止健康的人生病呢？办法是在悬崖边上装上栏杆。这些栏杆就是健康的生活方式。他提出来，已经掉下悬崖的人，除了靠医生的救助，还可以用和栏杆同样的材料搭成一个梯子，回到悬崖。但搭这个梯子，比做一个栏杆，可艰巨得多，绝不是两三个月能完成的。

打着"健康饮食"旗号的食品，极具有迷惑性。商业加工食品迎合大众健康饮食的喜好，很多貌似健康的食物，实际上并不健康。这里提醒大家：买食品的时候，首先看它的成分列表。按规定，成分列表必须是按照成分的含量从高到低来列。比如包装上写着大大的"亚麻籽"脆片，抓人的眼球，貌似健康，但仔细看成分列表，亚麻籽排在很靠后的位置，也许只有一点点亚麻籽。但是在包装上写大大的字，并不违反任何标准规定。

无麸质食品和全素食品，是最坑人的。貌似健康，但看列表，大多数成分都不够健康，或者用不健康的油，或者用伪装的添加糖，或者主要成分是淀粉，大米粉。按照我的健康饮食标准，即便在当地算是最健康的商店"whole　foods"，可以买到的健康食品很少很少。一大排的杏仁奶，可以买的无添加剂的只有一款。那么多形形色色的面包，只有一个或两个牌子，是可以买的。这么大的被认为健康的商店，在严格健康饮食标准下，能买的食品选择可能不超过10种。所以，我尽量全部买原材料，不买加工食品。

饮食营养应该是个性化的、动态的，适合自己的。很多有争议的地方，连不同医院的营养师给的意见都不一样，没有绝对的对和错，在综合思考基础上，选择和试验最合适自己的饮食。

相信万物相生相克的道理。不因噎废食。现代饮食的问题不是营养过剩，而是营养不良。营养的重点是要从能吃下的食物中提供最多的营养，而不是时刻小心着别吃进去不好的东西。每天在意的是身体的健康，而不是身体的疾病。

万物相生相克，混沌和自组织同时发生，没有绝对，也不可能彻底明白，最好的办法是用中国的中庸之道，适量、多样。

希望看这篇文章的你，也能找到适合你自己的营养之路。

比化疗药更有效的食疗？

——了解血管生成抑制

发现这篇有意思的文章，《抑制血管生成的天然保健品：研究性治疗癌症的新药物的潜在来源——第 1 部分》2006年发表在《当前肿瘤学》（Current Oncology）杂志，写了一篇学习笔记。

先了解一下血管生成与肿瘤生长的关系。

肿瘤生长需要营养和氧气供应。缺了氧气，肿瘤只能在原地。如果肿瘤要扩散，它必然首先制造新的血管，否则扩散的肿瘤没办法长到超过一个毫米。当身体的微平衡从血管生成抑制转变成血管生成激励时，肿瘤就会更容易生长和扩散。这是VEGF和APNS的作用。

有些药物，比如贝伐，就是一种血管生成抑制剂，通过抑制新血管生成来防止肿瘤扩散。

但是，有证据表明，单个血管生成抑制剂的效果有限。而天然食品中含有复杂有机成分，对血管生成的抑制效果是复杂多方面的，有些是通过多通路相互作用，有些是影响细胞信号，有些是影响肿瘤细胞和免疫系统的相互作用。有些抗血管生成剂同时会抗血凝，抑制肿瘤扩散。可以把天然食物称为“生物化学鸡尾酒”，各方面的作用累加起来（synergize），达到1+1>2 的效果。

在癌症维持治疗的阶段，医学上常用抗血管生成的药物。这篇文章的观点说，与其间隔地用大剂量的单个抗体抑制血管生成，不如持续用小剂量的复杂多通道天然食物来做同样的事。肿瘤微环境对于长期持续低剂量的“生物化学鸡尾酒“比对大剂量合成药物可能更加敏感。

简单地说，就是用抗血管生成的药物不如用长期持续的食物疗法。

抗血管生成的天然食物可能是长期肿瘤维持治疗的最佳方法。让肿瘤常年待在老地方，哪儿也去不了，与癌共存与癌偕老的目的也就达到了。

抗血管生成的天然食物有很多。在下面列出一些：

芦荟【小提示：芦荟种类繁多，但是只有一种可食用芦荟。需小心分辨。】

牛奶蓟

绿茶

艾草【中国的艾草，能降低VEGF的表达，阻止癌细胞生成和扩散的重要启动蛋白。研究发现，它的抗血管生成的效果超过其毒性。它的作用是与剂量相关。】

欧洲槲寄生（European Mistletoe）【小鼠研究实验发现，减少肺癌扩散。】

姜黄【一期的临床实验发现姜黄素使用剂量每天<8000毫克，不会有毒性。】

Quercetin 槲皮素【一种黄酮，苹果，洋葱，rasberry，红葡

萄，柑橘类水果，樱桃，西兰花和绿叶蔬菜都有它。它通过多种机制抑制血管生成。】

人参【人参的亲脂性成分称为皂苷（或人参皂甙）。这些提取物在肿瘤中具有抗癌活性，包括抗血管生成和诱导肿瘤细胞凋亡。】

鲨鱼软骨【鲨鱼软骨提取物能够阻断血管生成两种主要通路。最新消息是，MD Anderson 做的三期双盲实验没有证明其在非小细胞肺癌辅助治疗效果。然而，NCI 的医生说，把鲨鱼软骨作为癌症治疗的一种手段，很多人有兴趣。】

黄芩【黄芩可能引起肝损伤和心脏伤害。】

玄参【适量吃无毒，过量可能引起肝损伤。】

白藜芦醇

“鸡尾”食物疗法治疗癌症

—— 谈植物生化素的协同作用

饮食可以抗癌吗?

在加拿大蒙特利尔的 Sainte-Justine 儿童医院进行的这个小鼠实验，可能给出了我们想看到的答案。

Beliveau 教授指导他的团队，给两只“裸鼠”注射了人类肺癌。“裸鼠”被改变了基因，没有免疫功能也没有毛，也就是没有任何防御功能。他们给其中一只小鼠提供正常的饮食，而另外一只小鼠在正常饮食之外加上了“抗癌蔬菜鸡尾汤”。一个星期以后，虽然两只小鼠都长出了肿瘤，但饮食里加上“抗癌蔬菜鸡尾汤”的小鼠肿瘤明显比另外一只小鼠小很多，小鼠也更愿意动，食欲也好很多。虽然它自身没有免疫功能，但肿瘤出现得晚长得也慢。

它的“抗癌蔬菜鸡尾汤”配方是这样的:

孢子甘蓝、西兰花、蒜、青葱、姜黄、黑胡椒、蔓越莓、葡萄柚、绿茶。

比例是按照人一天吃的量按体重换算到小鼠的用量，比如一个人每天吃100 克卷心菜、50克蓝莓、2克绿茶等等。

为什么“抗癌蔬菜鸡尾汤”能够有这样的功效？这就是我要讲的话题：植物生化素的协同作用。

营养学上，食物的营养分两大类：宏量营养素和微量营养素。这两类营养，在日常食品包装的营养列表中可以看到。宏量营养素包括蛋白质、脂肪、碳水化合物；微量营养素包括维生素和铁、镁、锌等微量元素。营养学专家、营养师往往都是从这两个方面出发给出营养饮食的指导和建议。

但是食物中有一类物质不在这两种分类里，却对人体健康非常重要，那就是：植物生化素。

什么是植物生化素?

植物的成分除了基本营养元素之外，还有一大类化学分子，叫植物生化素（phytochemicals）。植物没有脚，敌人来了不会跑，植物生化素是它们对待天敌的防御系统。植物生化素的功能是防虫防细菌防霉和自我修复，并且它决定了蔬菜的颜色、气味和味道。水果鲜艳的颜色来自于一大类的植物生化素——多酚类（polyphenols）。一些蔬菜有苦苦的味道，也是来自于多酚类。到目前，被人类发现和认定的多酚类有四千多种。

人体不能自己合成需要从外界获得的基本元素有：水、氨基酸（9种）、维生素（13种）、微量元素（13种）、植物生化素（10，000 种）。植物生化素是人体需要从外界获得的重要基本元素，却一直被忽视。

当我们说某种蔬菜能够提供哪些营养成分、维生素、微量元素的时候，我们往往忽略了重要的植物生化素。不单如此，植物生化素在整个营养学界都是缺失的。当向营养师寻求食疗治癌的建议时，往往得不到想要的答案。关于吃哪种食物抗癌，他们通常给出否定的答案，用一样的理由：没有足够的临床数据支持。

所有给出的建议都是从均衡营养出发。但是，在抗癌过程中，从吃下的食物中获取的除了基本营养成分外，植物生化素对抗癌起到关键的作用。已经发现很多种植物生化素和癌细胞生长过程相互作用，有抗癌的功效。

对植物生化素抗癌功能的研究有很多。这些研究让我们了解了植物生化素的抗癌功能。但是不足的是这些研究还仅限于单个研究，没有纳入一个系统，营养学界不予承认。所以，对于食物治疗癌症的争议特别多。传统医院和医生甚至都不愿意谈到这个话题。这个可以理解，没有官方的指南，如果误导责任很大。

民间用食疗治癌，因为没有理论指导，也常常会产生误导，或者偏听偏信。得了癌症之后改为纯素饮食将癌症治好的例子听说了很多。我在前面的文章提到过，纯素饮食并不健康，原因之一是人体需要的基本营养并不能完全从纯素饮食中获取。之二是植物性的蛋白质和不饱和脂肪酸比动物性的更不容易被人体吸收利用。对于比正常人需要更多蛋白质的病人来说，纯素很难提供足够的蛋白质和优质脂肪。且不说商业上的纯素食品为了纯素的目的，用了很多其实并不健康的原料。但是纯素饮食的一大好处是在饮食中大量用蔬菜和水果引进了各种植物生化素，并且纯素饮食基本去除了促炎症的食物。从这个角度来说，纯素饮食是可以抗癌的。

植物向人类提供的营养，远不止碳水化合物、脂肪、蛋白质、维生素和微量元素。也许有一天，当人们对植物生化素的了解更多的时候，营养学会被改写。

植物生化素的协同作用

人们不停地从植物生化素寻找临床药用有效的证明。但是几乎都遇见同样的问题，就是剂量。要达到有治疗效果的剂量，远远高于人能够吃的量。小鼠实验证明了绿茶抗癌有效，但是在实验中，给小鼠只喂绿茶，而人是不可能做到的。红葡萄酒中有白藜芦醇，如果要达到药用效果，每天要喝两升红葡萄酒。就算是喝到药用剂量，酒精造成的坏处远大于从白藜芦醇中获得的好处。

食物之间有协同作用，是这些研究里很少有人做的。原因也可以理解。有效的临床统计很难，并且没有经济利益给研究带来足够的基金支持。

从食物中获取的植物生化素，当它们协同作战时，对抗癌症的能力远远超过使用单一的元素。当把两种不同的植物生化素放在一起用，不是简单的1+1=2，而是1+1远远大于2，成倍数的增加。有人比较了单用绿茶、单用姜黄、绿茶加姜黄一起用的的抗癌能力，结果看到了绿茶加姜黄的抗癌能力比二者之和增加了倍数级！

在前面的小鼠实验中，用的是"鸡尾汤"，各种抗癌食物混合一起用。

离开剂量谈药性和毒性都是没有意义的。日常饮食的剂量，虽然远达不到药用的效果，但也没有任何副作用和毒性。植物生化素的协同作用，使抗癌能力加倍，我前一章提到的一篇论文，文章的观点是长期小剂量多通道的抗血管生成的食物，效果优于单通道的药物。这和"鸡尾"食物疗法是一致的。

并不是要用食疗取代正规治疗。选择正确的食物，不会和化疗、靶向药、免疫药、放疗有冲突，反而会起到加强治疗效果的作用。有人做过单纯放疗、放疗加绿茶、放疗加绿茶加姜黄的效果比较，看到非常明显的差别。

食疗抗癌的做法是：在日常饮食中，用尽量多的有抗癌作用的食物，利用植物生化素以及它们的协同作用，使癌细胞生长变缓慢，阻碍癌细胞的扩散。

哪些食物抗癌?

简单描述癌症的发生过程：第一步有害的环境（致癌食物，紫外线，自由基等等）导致正常细胞变异。第二步：变异的细胞花1-40年的时间长成癌症前期肿瘤。第三步：癌症前期肿瘤生成血管，花一年以上的时间成为恶性肿瘤。

植物生化素可以分别作用于这三步。

已经被研究发现认可的，作用于第一步，防止正常细胞变异，也就是预防癌症发生的植物生化素有这些：

- 萝卜硫素 （Sulforaphane）— 食物代表：西兰花
- 吲哚三甲醇 （Indole—3—carbinol） — 食物代表：卷心菜
- 二烷基硫醚 （Diallyl sulfide） — 食物代表：大蒜
- 鞣花酸 （Ellagic acid） — 食物代表：草莓

已知作用于第二步和第三步，阻碍癌细胞生长和抑制血管生成的植物生化素有这些（当然应该远不只这些，这些是已知的，应该还有更多）：

- 姜黄素 （Curcumin） — 食物代表：姜黄
- 儿茶素 （EGCG） — 食物代表：绿茶
- 染料木素 （Genistein） — 食物代表：黄豆
- 白藜芦醇 （Resveratrol） — 食物代表：葡萄
- 番茄红素 （Lycopene） — 食物代表：番茄
- 花青素 （Anthocyanidins） — 食物代表：黑莓
- 鞣花酸 （Ellagic acid） — 食物代表：草莓
- 脂肪酸 （Omega 3 ） — 食物代表：三文鱼
- 柠檬烯 （Limonene） — 食物代表：橙类水果
- 原花青素 （Proanthocyanidins） — 食物代表：蔓越莓

以上列出来的是和癌细胞生长过程本身发生作用的食物，是直接抗癌食物。还有一些食物，并没有直接和癌细胞生长过程发生作用，但是间接地有抗癌作用。比如黑胡椒，虽然本身没有抗癌作用，但是它能够让人体对姜黄素的吸收效率增加1000倍。补充足够的蛋白质，增强免疫系统，也是属于间接抗癌。

食疗抗癌如何做?

我们每天都要吃三顿饭外加零食。把吃的食物尽可能地换成抗癌食物。每种植物里都有植物生化素，但不是每种植物生化素都有抗癌功能。食疗的做法是尽可能地把抗癌能力低的食物，换成抗癌能力高的食物。

比如：黄瓜、生菜、土豆这些抗癌能力比较低，将它们换成卷心菜、西兰花、羽衣甘蓝、紫薯等抗癌能力高的。

选择食物的时候，现在流行的抗氧化剂的说法并不可靠。通常理解抗氧化剂=抗癌，并不是这样。带皮的烤土豆，抗氧化剂含量是西兰花的四倍，是椰菜花的12倍，胡萝卜的25倍，但是抗癌作用几乎没有。一杯咖啡的抗氧化剂含量是一杯橙汁的10倍，但抗癌能力不是这样的比例。

维生素C是一种抗氧化剂，很多人相信吃大量的维生素C抗癌。要知道一个细胞的抗氧化的能力中维生素 C 只占到15%。苹果是很好的抗癌食物。苹果的维生素 C 含量其实只有 10 毫克，但是它的抗癌能力相当于2250毫克的维生素 C，这要归功于它的植物生化素成分。

不能偏信某一种食物抗癌，而应利用植物生化素的协同作用，多通道抑制肿瘤。各种不同的食物一起用。尽量每天把每一种抗癌的植物生化素都用到。

我的一天中抗癌食物配方示例（没有官方指南，仅供参考）：

- 孢子甘蓝1/2 杯
- 卷心菜/西兰花/椰菜花 1/2 杯
- 菠菜/西洋菜1/2 杯
- 豆腐/纳豆/味噌酱100克/2大匙
- 黑莓/红莓/蓝莓1/2杯
- 蔓越莓或蔓越莓干1/2杯
- 紫葡萄（concord grape）1/2杯
- 柑橘/柠檬/橙子汁1/2杯
- 绿茶3次，每次1杯
- 西红柿/西红柿酱半个/1大匙
- 姜黄1小匙

- 黑胡椒1/2小匙
- 纯可可粉或黑巧克力8克/20克
- 现磨亚麻籽粉1大匙

尽量多用抗癌食物的同时，同时保持均衡营养，蛋白质和优质脂肪等不能少。

把癌症当作是慢性病。把每天的食疗当作治疗的一部分。就像是糖尿病人每天都用胰岛素一样，不能说今天多用一些，明天不用了。食疗也是这样，不能说今天多吃一些抗癌食物，明天不吃了吧。每天每顿长久坚持，相信必能见到效果。

食疗的实践

“为了治愈癌症，我可以做任何事。”相信有这种想法的，我不是唯一的一个。食疗，在所有可以做的事情当中是最为易行的。即使不能确信地知道，食疗究竟有没有用，我的底线是：这样做不会带来任何的坏处，我不会因此失去任何东西。何况，即便不确信它的作用，至少有一点可以肯定，有一天，我不会因为没做这件事而怀疑和懊悔：“也许改变饮食，能够有不同的结果呢？”

有不少故事说，改吃素，或者吃某种保健品，就把晚期癌症治愈了。我研究过几个著名的例子，包括很火的出了书的，在网上做食疗指导的，仔细看这些例子的治疗路径，发现没有一个是真正单靠食疗治好的。也许他们的免疫系统本身比较强，只需要从食疗上给一点点助力，让免疫系统的力量压过癌细胞的力量。但是，千万不能被这样的例子误导，而放弃有效的治疗。但同时，做食疗也有利无弊。

我朴素地相信，肠癌与饮食十分相关。朝辉自我分析的一个理论说：“人的肠道菌环境主要是在童年时期形成。我小时候主要吃素食长大，更适合素食的环境。到了美国以后，突然吃很多红肉，经常吃牛排，导致肠道环境压力很大而癌变。”

既然是饮食导致，那么改变饮食，改善肠道健康，肯定有帮助。我读了很多东西：民间非专业人士写的书、医学专家写的书、研究论文、微信文章等等等等。在摸索的一路上，尤其是前期，有时候相信了一些错误的信息，在后面学了更多知识以后更正。我约见过传统医疗系统内的营养师和替代疗法专家，也约见过传统医疗系统之外的医生、专家和非专业的咨询师。没有任何一个人，他说的话可以完完全全地照搬照用，做完全的指导。我可以总结性地说一句：

在今天，人们对食疗治癌的认识，清晰得就像牛奶一样。

在这个过程中，我慢慢地形成了自己的理念。

癌症患者应该如何吃？我的答案是：必须是动态的，个性化的，根据各人身体情况调整。朝辉每两个周一次的血检，是我的成绩单。我根据成绩单，评估食疗的效果，然后结合他正在做的治疗，写下下一个礼拜食疗的重点，调整饮食。比如，在他处理完脑部肿瘤出院的时候，我给他高盐饮食，除了每天吞下一大颗盐粒，饭菜尽量地咸。好像他的钠水平一直偏低。这个例子说明不能用大众的健康标准定义自己的健康饮食：高盐这个“非健康”饮食对朝辉是需要的。同时他也需要“高脂”。他的增重餐几乎和减肥餐的结构一样，所以长体重的卡路里必须依靠加脂肪类食物。在化疗期间，我每天数他摄入的蛋白质，用高蛋白的饮食。到了用靶向药的期间，蛋白质的摄入量降低到平均正常水平。到了用替代疗法治疗的时候，调整成低蛋白饮食。

“平衡”是饮食的关键词。平衡不光指蛋白质、碳水化合物、脂肪的均衡，平衡还包含了不偏多地吃某一种食物，同一种食物不重复太多次。我曾掉进这个坑里，超级食物重复率太高。后来的肠道 RNA 检测显示，这些食物大多被列为“尽量少吃”一栏。我在食疗的路上一直摸索纠错着往前走。

基本上来说，我的食疗做法主要涵盖了这三个方面：

1. 建立良好的肠道微生菌群，避免可能的肠漏问题。

a. 喝过滤水

b. 无麸质饮食

c. 有机水果蔬菜，保证无农药残留

d. 吃益生菌

e. 吃益生元（蔬菜、水果、牛蒡）

f. 不吃红肉

2. 兼顾和调节身体的平衡。

a. 造血功能

b. 痛风

c. 血栓

d. 均衡营养。

3. 抗癌食物

a. 大量的抗氧化剂食物/抗炎症食物

b. 含叶酸丰富的食物

c. 低炎症饮食

很多时候，会有人推荐说，你要吃这种保健品、那种保健品，要吃营养素、蛋白粉……对此，我有一个非常简单的判断标准：用《圣经》里的原则。神造了人以后，给人预备了丰丰盛盛的食物。只吃自然界的食物，是完全可以满足人对营养的需求的。任何提取物，都是走了捷径。

这其实也是现在风行的“全食物”概念。很多有争议的或是被确认的现代不健康饮食，都是因为不吃全食物，过度提纯造成的。最直接的例子是白糖。

纠正身体的状况，比如造血、痛风，能用食疗的就不用药。能吃原食物的，就不用提取物。在保证全面宏观营养的基础上，尽可能多地在饮食中加上植物生化素。

我也不是完全不吃营养粉、保健品。但除非在特殊时期或有特殊需要。比如胃口不好，一天需要的蛋白质量没有吃够，朝辉就乖乖地喝一杯低糖的安素全营养液。

尽量不吃保健品，但维生素 D 是一个特例。从化疗早期就开始吃。Kaiser 肿瘤科于医生同意我们吃维生素 D，她说：不能超过1000个单位。后来约见的 UCSF 替代疗法的医生很强调维生素 D，建议我们做一个测试。但这个测试一直等到了去亚利桑那的 Envita 才做。结果发现，尽管我们每天吃1000毫克的快乐丸，维生素 D 的水平还是很低。每天吃的量提高到了10倍，两个月以后才正常。

有些介绍食疗的书或者文章夸大其词，过分夸大食疗的效果，反而会有误导。有些在背后有商业的原因。需要自己做研究，保持冷静头脑。避免看到喜欢的说法，怀着美好愿望片面接受。

日常烹饪：米面油盐酱醋糖

抗癌饮食的变革，首先从厨房的每日必备品 —- 米面油盐酱醋糖，开始。

米/面：

所谓米面，是指每餐的主食碳水化合物。

白面从朝辉的饮食中彻底去掉了。不单单是因为白面是简单碳水化物，更多原因是白面里面含有麸质。麸质是可能导致肠漏的一个原因。朝辉是福建人，从小吃米长大，很少吃面食。他怀疑自己有麸质不耐受，导致肠漏。

怀疑归怀疑，没有根据。我们为此看了肠道科专家。专家告诉我们，如果麸质过敏，可以医学检查出来。但麸质不耐受，很多人或多或少会有些，医学上很难检测出来。根据我的食疗原则，只要无任何害处且能做到的，我都要做到。因此，把麸质从饮食中去除了。朝辉早晨喜欢吃烤面包抹杏仁酱，去Whole Foods买无麸质面包。从前买东西不太看成分表。食疗之后，盯着成分表，发现了很多问题。打着健康旗号的无麸质面包，绝大多数都不健康，主要成分为米粉、淀粉，用伪装的糖，不合格的油等等。只有最贵的一两个牌子，才符合我对朝辉饮食健康上挑剔的要求。

我们平常吃米很多。米的过错，没有白面大。它错在是简单碳水化物。糙米比简单碳水化合物也只多了一点纤维素和微量元素。

就像是人需要运动需要锻炼才健康，肠道菌也是一样。它们需要工作才健康。养肠道菌的一个宗旨就是尽量去掉这些不需要肠道努力工作的简单碳水，让肠道工作更努力一些。我把白米从朝辉的食谱里去掉了。从小吃惯了米饭的人，怎么会不想吃米饭呢？偶尔想吃米饭的时候用紫米、红米、黑米、野米和糙米的混合米做的米饭。

另一种米饭的替代品是藜麦饭。

藜麦是什么？它是原产地秘鲁的一种种子作物。不含麸质，在种子类中蛋白质、Omega-3 含量相对高，抗氧化剂含量高，低卡路里。近年来，藜麦在健康饮食世界中作为超级食物被推崇。

藜麦煮起来相当简单：一杯藜麦，1 ¾ 杯水，煮10分钟。

藜麦相当地好，是不是？相信我们中国古人的朴素哲学相对论，任何食物，没有绝对的好。网上众多对超级食物藜麦的介绍里，很难看到负面的东西。但是，藜麦有其缺点，不能用得过量。首先，藜麦中天然含有皂苷，如果清洗不够干净，会引起肠胃不适。其次是藜麦含有的纤维素多，如果消化功能不够强壮，可能消化不了。这也是我后来学到的功课。我给朝辉做了肠道健康 RNA 的检测（Viome 公司提供这种检测），发现藜麦是属于他的限制饮食，一周不能超过1次。

主食的碳水化合物是一定不能缺的。我尽量多用一些种类，经常换着用，保证主食多样性，也避免偏吃某种食物。他的主食有这些：

藜麦、混合米；

各种各样的根茎类：红薯、芋头、山药、南瓜、木薯等等；

各种各样的面粉：荞麦面、燕麦面、cassava（木薯粉）、杏仁粉、墨西哥玉米面粉、高粱粉。这些随便混合起来，除了做面包馒头不行，烙饼、烤点心、做面条都行。

油：

简短介绍，厨房里的油有且只有这几种：

· 初榨橄榄油（烟点300度）：冷拌沙拉或者控制油温的烹饪。

· Choice牌子的牛油果油（烟点500度）：用于中式炒菜。

· 椰子油（初榨椰子油烟点350度，提纯椰子油烟点400度）：用于煎蛋、炒菜、做点心。

· 澄清黄油（或叫印度酥油）：用于抹面包或做点心。

· 黑芝麻油：用于调味

炒菜、煎、烤，这些需要经过高温的油，最初我选用压榨葡萄籽油（Expeller pressed grapeseed oil)。葡萄籽油实际上多是葡萄酒厂的副产品。因为加工过程有用化学过程，如果没有标明是“压榨”， 例如Costco的葡萄籽油，就不买。后来，进一步学习了关于脂肪摄入的知识，懂得了葡萄籽油虽然是非饱和脂肪酸，但是它的绝大部分含量是Omega-6，而不是Omega-3。从此，把葡萄籽油换成了牛油果油。

UC-Davis 在很近期做了牛油果油的一个市场调研。结果发现由于检测规章的不够完善，绝大多数市场上的牛油果油是不合格的。在众多被测过的牛油果油，只发现了两个品牌是合格的，其中一个是“Choices”牌子。

如果是沙拉，或者低温的煮菜之类的，用初榨冷压橄榄油（extra virgin olive oil）。

椰子油用来早晨煎鸡蛋，或者偶尔炒菜和做点心。椰子油虽然是饱和脂肪酸，但是它是中链饱和脂肪酸，在肝脏直接被分解成为能量，并不增加肠道的负担。朝辉一直有长体重的需要，椰子油是增加卡路里的途径。前面提到过的Tom Brady饮食，他只用椰子油做高温烹饪油。

买椰子油的时候，注意椰子油有初榨椰子油和提纯椰子油。区别是提纯椰子油的烟点是400华氏度，初榨椰子油的烟点是350华氏度。初榨椰子油的椰子味更浓郁。

普通黄油不用的原因主要是因为是奶制品。近些年有很多声音说，奶制品有可能是导致现代人健康问题的一个罪魁。后来又有声音说，不是奶制品本身的原因，而是奶牛食源的问题。市场上出现了卖得更贵的吃草牛的奶。对这些研究论文，我们通常都是选择保守的做法。尽量少吃奶制品，但不是绝对不吃。黄油买回家以后，我把它做成澄清黄油，也叫印度酥油，去除里面奶的成分，光剩下脂肪。

盐

盐用海盐，或者喜马拉雅粉色盐。不加碘。不加防结块的添加剂。

酱

通常吃的酱油，主要问题是添加剂和小麦麸质。酱油用Tamari 替代。Tamari 是日本用古老的酱油酿造方法做的，选有机，无小麦版本。和普通酱油不同，因为没有防腐剂，需要冷藏。

我们喜欢吃的面酱的问题也是添加剂。用日本味噌酱来代替。既有蛋白质，还有益生菌。

醋

基本用红酒醋和苹果醋。

糖

人总是会馋的，偶尔需要甜甜嘴。虽然严格做食疗，但也不能没了吃的乐趣。甜点还是有的。

在最初，我听营养师的，用天然的 Agave nectar 代替糖。后来做了研究，发现 Agave nectar 更不健康。因为是果糖，更是引起糖尿病的原因。

我还用过 Molasses 代替黑糖。小时候吃过大块的黑糖吗?用锤子都锤不碎，需要一点一点泡，泡出黑黑浓浓糖浆的那种。Molasses 就是那种味道，浓浓的黑糖味。因为含铁量高，比较健康。但是毕竟也是糖。

后来选择用蜂蜜和椰子糖，椰枣。在加入甜味的同时，也带来其他有好处的营养成分。偶尔做甜点。朝辉对糖代谢有很大的顾虑，血糖的突然升高，像在给肿瘤投食，可能会引起肿瘤的生长。到了后期，甜的东西几乎很少吃了。

蛋白质的摄入

食疗治癌，不管吃多少“好”东西，海参、灵芝、蔬菜水果精力汤、含抗癌物质丰富的食物等，身体需要的基本营养是一定要保证的。身体需要的基本营养，就是蛋白质、碳水化合物和脂肪。其中蛋白质是最最最重要的。因为化疗的药物，在杀死癌细胞的同时，也会（不小心）杀死身体的血球细胞。人体造血，把这些血球补回来用的最多的是蛋白质。

蛋白质同时滋养着免疫系统和消化系统。

我们的代谢系统也依赖于蛋白质。消化系统只有吸收到足够的蛋白质，才能吸收足够的水，从而保证整个身体的代谢。身体代谢，对从化疗造成的破坏中长期恢复和短期恢复，都是顶顶重要的。

每天需要多少蛋白质?

平常，一个人需要的蛋白质量可以用他的体重来计算：0.8 x 体重（公斤） = 每天需要蛋白质克数，或者 0.36 x 体重 （磅）= 每天需要蛋白质克数

化疗期间，蛋白质需求量在这个基础值上增加50%。如果肾功能有问题或者有糖尿病，要求会不一样，需要征求医生意见。

在用靶向药期间，蛋白质摄入压力小了很多，达到正常量就好，因为没有补血的压力。

补充蛋白质需要均衡到一天当中，保证身体的能量不会起起落落。

我把常用到的主要蛋白质来源的食材列在一个表格里，每顿饭都会按照这个表格估算吃了多少蛋白质。算了之后，心里就有数，知道今天的蛋白质摄入量够不够。差得太多，那就喝安素营养液来凑数。

我把红肉从饮食中除去了。因为有研究表明，红肉会增加患肠癌几率，也会增加炎症。

但对其他人，牛肉也可以是优秀的蛋白质来源。

蛋白质含量表

	蛋白质 （克）/份	不饱和脂肪酸 （克）
大麻籽	3.1	3.5
奇亚籽	2	3.1

亚麻籽	1.9	3.8
鸡肉	16	
海蛎子	9	
鸡蛋	6	2.7
海参	3	
三文鱼	40	15
太平洋大比目鱼	44	4
牛油果	4	23.7
藜麦	1.4	
小扁豆	16	1
鹰嘴豆	13	2.5
小青豆	4	
豆腐	10	
蛤蜊	22	
燕麦	4	1.4
螺旋藻	2	0.1
杏仁	2.1	5.1
核桃	1.5	5.6
腰果	1.8	3.2
巴西果	0.7	2.2
葵花籽	2.1	4.2
虾	22	
荞麦粉	1.42	
杏仁面	7	
燕麦面	5	
太平洋鳕鱼	32	

脂肪摄入

人体必须的宏观营养包括蛋白质、脂肪和碳水化合物。脂肪，是很重要的一部分。在低油低脂的"健康饮食"广泛宣传下，脂肪的摄入可能被尽量缩减。但是朝辉需要脂肪，不仅仅用来长体重。如果饮食中油不够多，他的胃会不舒服。Omega-3 的摄入会帮助化解血栓，帮助抗癌。

脂肪的摄入，基本上限制在非饱和脂肪酸。为什么不吃饱和脂肪酸？对于大多数人，饱和脂肪酸的危害可能是引起血管沉积，高胆固醇，心血管疾病等等。对朝辉，更重要的摒弃饱和脂肪酸的原因是关爱他的肠道菌健康。过多的饱和脂肪酸对肠道健康是有害的：减少肠道菌的多样性；引起肠漏；引起炎症；导致肠息肉等等。

食品包装通常会列出非饱和脂肪酸含量。但是非饱和脂肪酸还有 Omega-3，Omega-6 之争。最简单的说，Omega-3 有消炎作用，而 Omega-6 有促炎作用。通常营养师并不会建议少吃 Omega-6，这是因为社会大众的主要矛盾是吃饱和脂肪酸太多，非饱和脂肪酸的摄入量少。Omega-3，Omega-6 之争是次要矛盾。营养师的建议是解决这个次要矛盾的做法是增加 Omega-3 的摄入，而不是减少 Omega-6 的摄入。然而，对于如履薄冰小心翼翼做食疗的我们，必须注意尽量多的 Omega-3，和少的 Omega-6。非饱和脂肪酸还包括Omega-9。Omega-9 不在我的考虑中。因为 Omega-9 为中性，人体可以合成。我的关注力在 Omega-6/3 的比值。我把常吃的非饱和脂肪酸来源 Omega-6/3 的比值列了一个表格，这个比值越低越好。

Omega-6/3的比值

橄榄油	10:1
葡萄籽油	700:1
牛油果油	13:1
芝麻油	57:1
亚麻籽	1:4.2
大麻籽	3:1
奇亚籽	1:3
核桃	4.2:1
杏仁	280:1
巴西果	663:1

学习到非饱和脂肪酸的细节之前，我用了葡萄籽油作为烹饪油。知道了Omega-6/3的比值，换成了牛油果油。但是，我也不会因为Omega-6/3比值高，就放弃某种食物。因为从食物多样性的角度出发，除了提供非饱和脂肪酸，还有其他的好处。

我为什么不用比值更好的核桃油、亚麻籽油？因为这两种油都不稳定。常温下易分解变性。亚麻籽是用咖啡机现磨出粉末，放进奶昔或者沙拉里。如果不磨碎，肠胃负担重又难以消化。

巴西果的 Omega-6/3 比值超高，但同时它的含硒量是最高的。硒是非常强的抗氧化剂。摄入过多的硒会产生毒性。我几乎每天一粒巴西果。

人的大脑中，Omega-6/3 的比值是 1:1 至 2:1。因此，脂肪的摄入 Omega-6/3 的比值的最佳值应该是 1:1 至 2:1。如营养师建议，提高这个比值的做法是吃含 Omega-3 丰富的食物，比如油脂多的鱼类：三文鱼、沙丁鱼、鲐鱼、小银鱼（anchovy），或者海蛎子。可惜的是，其中的沙丁鱼，鲐鱼，小银鱼因为嘌呤含量高，朝辉都不能吃。

除了海鲜，植物中也有一些Omega-3含量高的食物，比如亚麻籽、奇亚籽、核桃等等。然而，我不用这些作为Omega-3的主要来源。原因是这样的：Omega-3脂肪酸主要有三种——ALA，EPA，DHA。植物中含有的 Omega-3 是ALA。不像是EPA和DHA，ALA并不能够直接被人体利用。身体要做工将ALA转化为EPA和DHA，而这个转化的效率很低，一个健康男性，只有8-12%的ALA被转化为人体能够利用的EPA和DHA（再多一个角度说明了素食不健康）。

一个成年男性，每日Omega-3的摄入量建议1.6克。

对椰子油的争议很多。我的朋友学习饮食学专业，硕士刚刚毕业，她说："椰子油不能吃，因为是饱和脂肪酸。"看来，饮食学课本还是这样写的。近些年，椰子油常常被列为健康食品。对椰子油的健康与否，应该有一个充分了解的态度。椰子油虽然是饱和脂肪酸，但是它是中链脂肪酸。相比其他饱和脂肪酸为长链。椰子油在肝脏可以被分解，直接成为能量，并不给肠道健康造成负担。而肠道健康是我们关心的内容。所以，在朝辉的饮食里，椰子油是健康的，可以吃的。但是，换作别的人，也许更关心的是血管沉积，高胆固醇，心血管健康，或者减肥。在那种情况下，椰子油仍然是不健康的。椰子油是一个典型的例子说明如何健康饮食需要个性化。

一周菜单示例

我通常是想到什么做什么。吃饭从不挑剔的朝辉，生病以来变得娇气。喜欢吃的饭菜，重复两次就不怎么想吃了。所以每天根据他的胃口，想吃炒菜还是汤水，打开冰箱，临时拿主意做什么，怎么做。买菜的时候，我尽量买当季的。商店里什么东西又好又便宜的时候，就知道季节到了。芦笋、鲜豆子、樱桃、桃子，这些难长期保存的蔬果都是很有季节性的。

在最初的几个礼拜，因为需要考虑的头绪太多，有些忙乱。后来发现，其实很简单。每天蛋白质数够了，益生菌益生元这些每天都要补的特殊食材加上，原材料有什么，随便哪一种方式做熟就好。食材选好，可以用世界上任何一种烹饪方法来做。

下面是在三月的一个化疗周期的两周菜单。在中医的指导下，加了当归陈皮汤补血。【】里标明这一餐蛋白质的克数。

化疗第一周饮食

	早晨精力汤	早饭	午饭	晚饭	特别加餐
星期一（化疗）	蓝莓；葡萄柚；青苹果；大麻籽；奇亚籽；螺旋藻【13】	海参玉米粥；炒蛋；青椒黄瓜小菜；纳豆【15】	素炒米粉；海蛎山药牛骨汤【16】	素火锅（tahimi，+味噌酱锅底）；1个虾【6】	安素营养液
星期二（胃口不好，稍恶心）	青苹果；猕猴桃；芒果；香蕉；柠檬；大麻籽；奇亚籽；核桃【10】	燕麦粥；海参；白水煮蛋；黄瓜萝卜小菜；纳豆【19】	烤鸡腿；无麸质意大利面+酱；牛骨汤【35】	粥（小黄米+绿豆+花生）；红菇鸡；萝卜丝海蛎汤；绿菜花【15】	
星期三（化疗结束，胃口差）	无	红枣蛋；燕麦粥；海参；青椒黄瓜萝卜小菜【18】	红菇鸡；角瓜+ brussel sprouts + 蛤；藜麦饭【20】	粥（大黄米+绿豆+花生）；山药海蛎汤；韭菜虾仁馅饼【9】	黑芝麻糊（⅓杯紫米+1/3杯黑芝麻，花生核桃少许；奇亚籽2大匙）；安素
星期四（胃口差）	香蕉；芒果；青苹果；柠檬；胡萝卜；chard；大麻籽；亚麻籽；巴西果；核桃【10】	煎鸡蛋；燕麦粥；海参；青椒萝卜【18】	藜麦饭；山药海蛎豆腐豆芽汤；醋溜土豆丝【4】	紫米粥；太平洋鳕鱼；韭菜炒豆芽；brussel sprout【35】	
星期五	青苹果；葡萄柚；柠檬；蓝莓；chard；巴西果；杏仁；大麻籽；奇亚籽；亚麻籽【13】	紫米粥；海参；青菜蚵仔煎【24】	红菇鸡汤；蒜泥蘸角瓜饼（藜麦面+燕麦面）【16】	粉皮豆芽小油菜；tamari;；味噌汤；西兰花炒虾；藜麦饭【22】	当归陈皮汤；红豆汤+manuka蜂蜜
星期六	无	面包鸡蛋三明治；燕麦粥；海参【18】	萝卜海蛎子香菜汤；燕麦饭【9】	红菇鸡汤；大黄米粥；牛油果沙拉【20】	当归陈皮汤
星期日	无	蚵仔煎；大黄米粥【18】	三文鱼；藜麦饭；白绿菜花；牛骨汤【8】	小扁豆咖喱；牛骨汤；小饼【15】	

化疗第二周饮食

	早晨精力汤	早饭	午饭	晚饭	特别加餐
星期一	蓝莓；青苹果；柠檬；chard；巴西果；大麻籽；奇亚籽；亚麻籽；螺旋藻【13】	English Muffin；煎蛋；煎海蛎；kifer【20】	意大利面；蘑菇牛骨汤做的酱汁；三文鱼；白绿菜花；海参【20】	煮日式小南瓜（tamari，柴鱼干，味噌酱，红糖浆）；蔬菜蘸牛油果酱；牛骨汤+香菇+山药+海蛎+葱花+香菜；紫米粥【11】	
星期二	蓝莓；青苹果；芹菜；chard；大麻籽；奇亚籽；螺旋藻；核桃【13】	燕麦粥；红枣枸杞蛋+海参；kifer【20】	海苔包饭：藜麦饭+三文鱼+日式酱油+芥末；芦笋炒虾【20】	牛骨汤鹰嘴豆汤；菜地里的小油菜+豆腐+海蛎+葛根粉；紫米粥【23】	当归陈皮汤；hummus
星期三	巴西莓（Acai）；葡萄柚；chard；胡萝卜；大麻籽；奇亚籽；亚麻籽；核桃【13】	Pancake + 蓝莓；去咖啡因咖啡；煎蛋【15】	太平洋鳕鱼；面条南瓜+蘑菇酱汁；骨头汤+蘑菇+萝卜+卷心菜【32】	牛骨汤+香菇+海参+海蛎；小油菜；芋头；玉米糊【13】	
星期四	青苹果；蓝莓；葡萄柚；胡萝卜；芹菜；大麻籽；奇亚籽；亚麻籽；螺旋藻【12】	燕麦粥；新鲜小菜；纳豆；海参；红枣枸杞蛋【18】	小扁豆汤；牛油果沙拉【16】	山药汤；薏米粥；海蛎+虾【20】	当归陈皮汤
星期五	巴西莓；青苹果；葡萄柚；chard；樱桃；大麻籽；奇亚籽；亚麻籽；核桃【12】	咖啡；English Muffin；scramble egg；粥；纳豆；小菜【15】	萝卜海蛎汤；日式煮南瓜；牛油果沙拉；酸菜【19】	小母鸡+当归+陈皮+红枣+枸杞+淮山+姜；藜麦饭；日式煮南瓜；artichoke【28】	

星期六	青苹果；猕猴桃；柠檬；chard；菠萝汁；大麻籽；奇亚籽；亚麻籽；杏仁【11】	燕麦粥；海参；煮鸡蛋；纳豆；萝卜+香菜+辣椒小菜【18】	当归鸡；紫卷心菜；烙饼（¼ 杯 杏仁面+¼ 杯藜麦面+¼ 杯荞麦面）【10】	三文鱼；韭菜炒豆 芽；airtichoke【40】	
星期日	蓝莓；青苹果；葡萄柚；chard；大麻籽；奇亚籽；亚麻籽；螺旋藻【12】	Oyster Omlette；Almond Flour English Muffin【25】	蔬菜+hummus；牛骨土豆南瓜蔬菜汤【16】		

这两周的饮食是针对三月的情况的。有提高空间。比如：藜麦饭用的太多。大麻籽/奇亚籽重复太多。

痛风的人怎么补血?

在生病的两三年前，朝辉有了痛风。开始还不相信，像他这么瘦的人怎么会痛风呢?

检查显示尿酸高。尿酸高得久了，结晶成晶体，沉积在他的右脚拇指关节，很痛。朝辉说："痛风是富贵病。"古时候的人，很少有痛风，因为好吃的有限。引起痛风的，都是鲜美的东西。朝辉从小长在山区，没怎么吃过海鲜。现在住在海边，鲜美的东西太多了。

从此，他吃东西就需要小心一些。稍微没管住贪吃一点，痛风就发作。一年要发作好几次。

生病以后，因为肿瘤生长引起了贫血，我需要通过食疗给他补铁。这时候，发现问题了。我们知道，补铁最好的方式是吃血红素(heme)。因为血红素里的铁是最容易被人体吸收的。所有的从植物里来的铁都不容易被人体吸收。

然而，谷歌一下血红素含量高的食物列表是这些：

鸡肝
海虹/青口/淡菜（mussel)
海蛎子/生蚝 （oyster）
蛤 （clam)
牛肉
沙丁鱼
(参考：https://www.webmd.com/diet/iron-rich-foods#1)

我基本是很绝望的。在这个列表中，除了海蛎子，全部是嘌呤含量“中高”或“高”的食物。

于是，我天天给朝辉做海蛎子。烤着吃、煮着吃、做成汤吃、煎成蛋吃……吃到腻。

无奈之下，我只好再回去查。含铁高的食物真的没有嘌呤低的其他选择吗?

这样一查，突然有一个重要的发现。所谓嘌呤含量高、低是根据每 100 克食物中尿酸含量来定的。每 100 克食物中尿酸含量，超过 400 毫克，定义为嘌呤含量高；100-400 毫克，定义为嘌呤含量中高；低于 100 毫克，定义为嘌呤含量低。这个 100-400 毫克的区间跨度很大。

(参考：https://elevatehealthaz.com/wp-content/Purine%20Table.pdf)

仔细看每种食物的嘌呤含量，我惊奇地发现：归类为嘌呤含

量“低”的海蛎子，嘌呤含量为90，

而嘌呤含量“中高”的海虹，嘌呤含量为112。它们的嘌呤含量实际上很接近，接近得都可以浮动为相互约等于。可却刚好被100毫克这个分界线划分在两边。从此，一个是痛风病人可以吃的低嘌呤食物，一个是痛风病人被警告慎吃的中高嘌呤食物。

再查查蛤，也类似。这是医学领域典型的把连续函数的模拟信号数字化的弊端。就像是常规体检中，医生告诉你血脂高或血脂正常之间的区别，有时只是在一个数字之上或者之下一点点，但是对人来说，就是一个不健康或者健康的定义，一个为此焦虑或不焦虑的分水岭。

于是，我做了一个表格，把可选择的几种补铁食物的含铁量与嘌呤比值算出来。我的目标是吃进去尽量多的铁和尽量少的嘌呤。这个比值越高，就说明在吃进去等量嘌呤的情况下，铁含量越高。

	Iron (mg/100g)	Purine (mg urine acid in 100g)	Ratio
Oyster	7	90	7.8%
Clams	27	120	22.5%
Mussels	6.7	112	6.0%
Beef	2.6	110	2.4%
Chicken	1.3	115	1.1%
Salmon	0.3	170	0.2%
Cod	0.4	109	0.4%
Shrimp	0.5	147	0.3%

这样一来，可以吃的食物就多起来了。食物多样性带来很多好处。不但是胃口和享受上，营养的全面均衡化也更好。很多从前因为嘌呤含量高被禁忌的食物也可以吃。完全可以通过控制吃的总量，来控制嘌呤的摄入。

福建山区人喜欢吃蘑菇。朝辉从家里带来各种好吃的蘑菇：红菇、茶树菇、梨菇、鹿茸菇…… 但是自从痛风之后，再也不敢吃了，因为干蘑菇被列为高嘌呤食物，痛风病人禁吃。我从前就有点疑问，为什么干蘑菇是高嘌呤食物，而鲜蘑菇不是？学会看数字后，发现每一百克干蘑菇中含488毫克嘌呤，根据嘌呤含量定义，标记为"高"。然而，因为干蘑菇轻，每次只需要吃一点。我做了以前不敢做的红菇炖鸡。用了20克红菇，含嘌呤总量是97毫克，和每天吃100克的海蛎子差不多。

从此，我不再盲从痛风病人需要避免的食物单，而是查嘌呤含量表，控制摄入的嘌呤总量。

进一步的学习中，看到很多研究的观点是，痛风归根结底是因为肠道健康引起的。朝辉深表同意。

饮食上对嘌呤摄入总量进行控制，加上改善肠道环境。尽管吃很多的海鲜和蘑菇，朝辉的痛风却再也没有发作过。

再说一下补铁。Google出来含铁丰富的食物列表，包括：杏干、桃干、李子干、无花果。这些植物性食物，虽然含铁量相对高，但是不易被人体吸收。对于要补血的化疗病人，效率太低。维生素C帮助非血红蛋白类的铁吸收，可以搭配一起吃。

菠菜含铁量高，但是同时含有草酸，草酸影响铁吸收。

甜菜根含铁量高，但是甜菜根有阻止铁吸收的成分 oxalates。

黄豆、小扁豆中含有 phytates，影响铁吸收。燕麦、蛋、坚果，含钙丰富的食物（牛奶，豆腐），也影响铁吸收。这几乎使补铁和补蛋白质相互矛盾。于是，在重点补铁的阶段，我把早饭分两次吃，间隔两个小时，一次重点补蛋白质，一次重点补铁。

肠道健康——益生菌和益生元

中国人常说的“听心的声音”，在西方人的说法是：“听你肠子的（follow your gut）”。

肠的重要性在近些年的研究中被更清晰地认知到。2004开始的一篇研究让人认识到“肠脑轴”的存在。肠子和大脑之间直接有沟通。肠道的菌群是沟通的重要参与者。

朝辉一直对肠道菌健康非常感兴趣，做了很多研究。我在他的影响下，也跟着他看了一些这方面的研究。肠道菌影响着身体的免疫系统，但是如何影响，目前还非常不明朗。生产益生菌的公司常常会根据这些研究结果，更新他们的产品（或者广告）。也常常，看到的研究结果让人感觉兴奋，但是却没有可以采取的行动。

每个人肠道的菌群就像每个人的性格一样，很个性化。有1/3的菌种是大多数人共有的，另外2/3是从母亲的产道出来时就有，又在后天的成长环境中丰富稳定下来的。显然朝辉的肠道菌不是最健康的。我们曾经考虑过做粪便移植。做粪便移植，理论上听起来很有前景，研究也有一些，但是距离临床应用还有距离。

利用肠道菌进行癌症治疗，绝对是未来的一个方向。但是，肠道菌群过于庞大和复杂，现在还在研究起步阶段。往往朝辉很兴奋地跟我说，看到一篇新的论文，发现某种益生菌有促进免疫T细胞的作用。于是我去找那种益生菌，在密密麻麻罗列了一堆益生菌名字的益生菌瓶子上一个个找过去，却没找到。生产益生菌的公司还没有跟上最新的研究。

肠道菌群是免疫疗法的关键因素之一。肠道是抵御疾病的关键防线。增加肠道菌的多样性能增加免疫疗法的效果已经有研究论文。但吃益生菌也要注意。因为大量增加某种的益生菌会减少肠道菌的多样性。

2020年《自然》杂志发表的文章，首次确认肠道菌群能够直接塑造人的免疫系统的组成。也就是，血液中不同种类的免疫细胞的浓度，与肠道菌不同菌种的存在直接相关。

买什么样的益生菌好？就连肠道科的专家都不能告诉你。专家的意见是：你必须自己去试，才知道有没有用。他说，根据病人的经验，需要冷藏的益生菌更好一些。我们用的第一种益生菌，吃下去没有特别的感觉。换成第二种需要冷藏的那种。吃了之后的前几天，屁是香香的。大便也渐渐成型。朝辉说起到了作用。

益生菌吃下去就在那里了，必须需要给它食物，养护着。益生菌的食物是益生元。所以补充益生菌的同时，更要注意补充益生元。菊糖是一种益生元，可以买得到。生产的菊糖来自于耶路撒冷姜，或者叫鬼儿姜。牛蒡也是好的益生元。

朝辉间隔性地，短时间地吃过商店里买的益生菌。发现起作用以后，就停止吃。因为担心吃某种益生菌过多而降低肠道菌群的多样性。从自然界获得的益生菌最为健康并且不用像直接吃益生菌那样担心降低肠道菌群的多样性，我们常常吃。常吃含益生菌丰富的食物有这些：

- 纳豆
- Kifer
- 德国酸菜
- 韩国泡菜
- 四川泡菜

酸菜或泡菜只要自然发酵没有添加剂的都好。如果是商店买的，要认真读配料表。健康的泡菜配料表非常简单。有很多卖的泡菜不够健康，有时会发现泡菜的成分居然有醋！

改变饮食之后，朝辉的身体明显感觉干净了。大便不臭。松松的成型。朝辉回忆，发现癌症之前的好几年，大便都不成型。

不得不用抗生素的时候，用完抗生素要记得吃益生菌。因为菌群会被抗生素杀死。

食疗过程的动态调整

最健康的饮食应当是个性化的，动态的，随身体状况调整。下面是总结整理的食疗笔记，给食疗的你做参考，如何随时动态调整食谱。

二月 — 兼顾问题：贫血；血栓；痛风；脑肿。

血栓：每天的食谱里，经常性地加上纳豆、菠萝、苹果、燕麦这些化血栓食物。

脑肿：做饭时多放盐。少喝水。

痛风：用嘌呤含量表计算嘌呤含量不超标。

贫血：蛋白质补够。

三月 — 化疗，有时水肿：

多用香菜、西洋菜调节水代谢。

四月 — 肝排毒：

每天早晨空腹一杯柠檬水，牛奶蓟，蓝莓。香菜、西洋菜调节水代谢和排毒

六月 — 食疗进行七个月之后，大便有改善，比较成型。

身体营养平衡还不错，血象有改善。其他指标基本在正常范围，较以前有进步。没有痛风迹象。血栓没有看到改善。消化系统正常。

七月 — 开始靶向药：

禁吃葡萄柚，柚子，西芹。因为呋喃香豆素要去除。

重点从补血营养，变成了抗癌。吃芦荟、牛奶蓟、艾草和海参。

九月 — 血检报告显示血红蛋白从8.3升到9.7，血小板略低134。镁含量有降。

加坚果补镁。

加海带。T4 free正常，TSH 4.4 高。

饮食重点：海带、南瓜子、花生衣。

十月 — B超显示血栓已经完全消失。释血药就此停。

重点：增加免疫力

海参

VC，蔬果汁

唱歌、锻炼，心情愉快

睡觉

肠道菌

蛋白质

每日饮食根据血检的结果随时进行调整。例如：促甲状腺激素稍高，会在饮食里加入海带。用靶向药会导致缺镁，会加上镁含量最高的南瓜子。胃有些不舒服，会注意煮小米粥时加橄榄油，吃生的蔬菜沙拉时一定要搭配热的东西。加一些健脾胃的淮山。化疗期间，肝脏负担重，会加上牛奶蓟籽泡水，后来贫血严重，考虑到牛奶蓟籽会影响铁的吸收，就停掉奶蓟籽。感觉肠道有问题，就加点益生菌，吃益生菌后会加些牛蒡、芦笋等益生元来养益生菌。用免疫药的时候，不吃益生菌，但会常吃牛蒡、芦笋、洋葱这些益生元。

胃不舒服的时候

1. 喝芦荟汁。饭前半个小时，喝1/4杯

2. 嚼Fennel Seeds， 或者Fennel Seeds 泡水。Coriander juice.

3. Fennel 茴香炒鸡蛋。

用了靶向药之后，需要注意每天补镁。

平均成年男人正常的镁的摄入为每天400-420 毫克。如果是食物中天然的镁，不需要限量。 补镁食物及含量见下表。

南瓜子	1盎司	168
杏仁	1盎司	80
腰果	1盎司	74
牛油果	1杯	44
可可粉	1大匙	66
三文鱼	3盎司	26
核桃	1盎司	45
大麻籽	两大匙	140
亚麻籽	1大匙	40

“超级食物”

常常看到一些食物打着“超级食物”的标签。实际上，“超级食物”是一个不严谨的说法。营养师和营养学专业人士是不会用这个词的，除非她/他兼作营养品的营销炒作。欧盟在2017年限制在商品广告中用到“超级食物”这个词，如果用，必须提供来自靠谱实验室的研究结果，能证明其所列的功效。

但是人们还是喜欢这个词，喜欢看到一种食物罗列的各种各样的功效和好处。我也有一个“超级食物”列表，是我在抗癌食疗学习中积攒的经常会用到的秘密武器。

- 奇亚籽
- 巴西莓
- 亚麻籽
- 海参
- 大麻籽
- Manuka蜂蜜
- 纳豆
- 海蛎
- 鹰嘴豆
- 紫米
- 海菜

- 西洋菜
- 香菜
- 酸菜
- 深叶菜
- Kifer
- 舞蓉菇，其他菇
- 艾草
- 芦荟
- 牛油果
- 螺旋藻 （spirulina）

下面具体介绍几种“超级食物”。

螺旋藻

螺旋藻是盐碱湖里长的一种蓝绿色的藻类。自从 NASA 把它用作给太空的宇航员的食品添加剂，就变得很有名。通常是作为保健品来用。它最主要被推崇的功能是：防癌，治癌，提高免疫力，提高肝功能。

我开始吃螺旋藻，只是因为朋友送了我一瓶，不想浪费。她又是出于曾经的癌症患者的推荐。所以我做了这个调研。关于螺旋藻的功效，有些中国网站的文章却持截然相反的说法，其中腾讯网有理有据地说，讲螺旋藻好的，都是因为利益链条的缘故。研究成果要么非常初期，要么是螺旋藻公司赞助的，全不可信。

本着自己的身体自己最在乎的原则，我做了一些文献调研。在铺天盖地的网站当中，我比较信任 harvard.edu 和 nih.gov 。

harvard.edu 对螺旋藻持客观和中立的态度。

螺旋藻的高营养成分，是被肯定的。虽然营养成分高，但是因为每日的摄取量有限　（推荐成人3克），从提供每日营养的角度，几乎可以被忽略不计。harvard.edu 很诚恳地说，对于螺旋藻宣传的健康功效，只有很少量的研究，并且这些研究的设计不够好，不能成为科学依据。

在 nih.gov 图书馆，有一篇文章，回顾总结了以往对螺旋藻功效的科学研究结果。

关于螺旋藻的减少炎症的作用，是有很好的研究和记录的。其中日本的一个研究团队，做了男性志愿者在服用螺旋藻前后的血液分析，发现 NK 细胞（自然杀伤细胞）的杀伤能力在服用螺旋藻后增强。

对免疫系统作用的另外一种理解是免疫系统不够强是营养缺乏造成的。螺旋藻提供的全面营养调节了免疫系统，所以增强了免疫力。

关于螺旋藻的抗癌作用只有过一个针对口腔癌的临床实验。虽然临床的结果是好的，但是因为不是双盲随机实验，不能作为科学依据。

需要注意的两点是：野生的螺旋藻或者不严格控制质量的螺旋藻可能重金属含量超标，有可能被有毒物质污染。因为螺旋藻不属于FDA规范，买产品的时候需要注意来源可靠。美国产的螺旋藻全部是人工养殖的，应该更可靠些。大量使用可能会引起痛风。每天的用量1小匙。

参考：

https://www.ncbi.nlm.nih.gov/pmc/articles/PMC3136577/

https://pubmed.ncbi.nlm.nih.gov/11962722/

骨头汤

注意到骨头汤，是因为一个癌症医生的朋友圈帖子。她的病人，一个癌症晚期的老太太，放弃治疗回家了。几个月以后，再查，肿瘤神奇地缩小了。她赶忙问老太太都吃了什么。老太太说，胃口不好，什么都吃不下，只喝骨头汤。

看了这个故事，我就赶紧去查，骨头汤到底有什么好。

首先，它有营养。这一点是没有争议的。每一杯汤里有6-12克蛋白质。并且是容易吸收的氨基酸。

其二，提升免疫系统，抗癌。有可能修复肠漏和有可能阻止癌细胞的扩散。

其三，减少炎症。这个好处是有实验数据支持的。实验室测试表明鸡汤抑制中性粒细胞活性。

其四，增强身体自然排毒功能。

当然，就像其他许多超级食物一样，这些被宣称的好处没有足够的科学依据和证明。但这不能阻止我把骨头汤纳入食疗的日常饮食。尤其是身边的人有一个活生生的例子在那里。

下一个问题是：常识是说痛风病人不能喝肉汤。那骨头汤痛风病人可以喝吗？嘌呤含量高吗？

让人惊喜的好消息是实际上骨头汤可以是医治痛风的良药。

骨头汤里的Glycine，叫甘氨酸的一种氨基酸，能帮助清除血液中的尿酸。

骨头汤怎么做?

骨头材料要好。买有机的，从吃草的牛来的骨头，那种有粗大的骨髓的大腿骨。

然后随便加一些洋葱，蒜，胡萝卜，芹菜，预热到400F的烤箱，烤30分钟。

把烤好的骨头连同蔬菜放进汤锅，随便放一把黑胡椒粒，桂皮，香叶，八角。大火烧开，小火炖12-18小时。有人说可以用高压锅炖，我试过，从来都没好吃过。宁可小火慢炖。

炖好的汤，放凉。放进冰箱，上面的脂肪会结成白色固体。把脂肪去掉。过滤掉汤里的固体。骨头汤就做好了。存放在玻璃杯里，放冰箱，每天喝1-2杯。可以单独喝也可以用来做汤。

牛奶蓟

到处乱搜的习惯让我认识了一个有"肝脏守护神"之称的神奇野菜——牛奶蓟。

它浑身带刺儿。虽然花开得妖艳，但因为是外来入侵物种，到处遭人嫌弃。

它还有个名字叫圣玛丽的刺儿菜。传说圣母玛丽亚喂小耶稣的乳汁滴到了刺儿菜上，长出了一道道乳汁样的纹路。用牛奶蓟解毒是从耶稣诞生的时代就有记录的。如果吃了毒蘑菇，在48小时内吃上牛奶蓟，蘑菇毒可解。

牛奶蓟被称作“肝脏保护神”是因为里面有一种叫水飞蓟（silybin）的有效成分，被用于制作治疗肝病的药。它的功效是解毒兼促进肝脏和胆囊的健康，预防使用药物造成的肝损伤。

它对于肝脏的作用是确切的经过科学证实的。

有研究针对白血病做了随机双盲实验，将牛奶蓟提取物与化疗药物同用，结论是没有与化疗药物起冲突，同时对肝功能的提升有帮助。文章建议把牛奶蓟提取物加入到化疗中，但需要更多的实验支持。

牛奶蓟除了保护肝脏，也富含抗氧化剂，抗癌。

牛奶蓟哪里有？

除了商店里没有，只要留意，漫山遍野到处都有。尤其是在开满罂粟花的野地。

春天的季节，正嫩的时候，甜脆爽口，稍微带着泥土味的野劲儿。可以生吃，拌沙拉，也可以打进蔬菜水果汁。也可以灼水，做羹汤。任可发挥想象力。因为实际上吃它的人不多，找不到很多关于它的食谱。

夏天的时候，牛奶蓟结了籽，可以把籽采回家，磨碎泡茶喝。药用的水飞蓟提取物是从牛奶蓟的籽提炼的。

需要注意：虽然中国古代没有牛奶蓟，但根据中医理论，所有清热解毒的，都属性凉。不易多吃。

牛奶蓟还有个洋亲戚，叫洋蓟（Artichoke）。这个洋蓟，是可以在卖蔬菜的店里买到的。既然是亲戚，它也有保护肝脏的作用，并且富含抗氧化剂。只是，我猜，肯定不如牛奶蓟含量高，否则干嘛制肝病的药不用洋蓟来做？

洋蓟很容易做，也很好吃。

头顶切一刀。刀口抹上柠檬防氧化。锅里加一杯水，半个柠檬挤汁，一勺橄榄油。煮30-45分钟。

吃法是一片，一片，一片，撕下花瓣，慢慢地咬柔软的部分。花心的丝绒不能吃，要扔掉。

灵芝

得知患癌的第一时间，就有不少朋友推荐吃灵芝。

问过化疗医生，不建议吃，说担心和化疗药物起冲突。说不化疗的时候可以吃。

听过一个中医讲座，特别指出，灵芝是免疫激动剂，癌症病人在肿瘤细胞还活跃的时候不可以吃。

这么多不一致的信息，到底该听哪一个？灵芝到底该不该吃？化疗时候可不可以吃？要相信哪个权威专家呢？

我想：即便是权威专家，他的信息也应该是基于科学研究的数据基础上。既然没有找到这个权威专家，那我就自己去研究以往的科学研究论文，用数据告诉我答案。

哪种灵芝？

灵芝药用的起源，应该最早来自于我们的中医。在《神农本草经》和《本草纲目》里，列出6种不同的灵芝。但是作为药用和养生，一直都是指赤芝。市场上，紫芝（Ganoderma Sinense）和赤芝（Ganoderma lucidum）比较多见。最近一些年，有人提出来紫芝和赤芝可以互换。真的吗？

比如在《自然》上2018年发表的这篇论文【https://www.nature.com/articles/s41598-018-22885-7】，详细比较了各从紫芝和赤芝中提取的多糖。小鼠实验证明二者均能使乳腺肿瘤缩小，效果非常接近。它的结论是：确定多糖为灵芝的有效成分，紫芝和赤芝均可作为灵芝正式使用。

我认为这个结论有误导性。因为它完全忽略了灵芝的另一种有效成分：灵芝多萜。不知道这篇研究的背后是不是有商业目的。

一篇类似的文章，2019年青岛海洋大学发表的一篇回顾性文章【https://sci-hub.do/10.1016/bs.pmbts.2019.02.008】，从中国数据库搜索，总结了以往中国对紫芝的研究，得出结论也是紫芝有抗癌效果。研究基本全部是基于小鼠实验。

这篇比较紫芝和赤芝的文章我认为比较中立【https://www.sciencedirect.com/science/article/abs/pii/S0021967311018012】。

灵芝的药用功能主要来自于其中的三萜和多糖。赤芝提取物中有不同含量的各种三萜成分，而在紫芝中，没有提取到三萜成分。这篇文章建议，赤芝和紫芝成分非常不同，建议用药需要区分对待。

2010年，克莱姆森大学发表的一篇论文，比较紫芝和赤芝对人对单核细胞THP-1细胞基因表达的影响【https://pubmed.ncbi.nlm.nih.gov/20574926/】。

这篇研究发现，赤芝的途径主要是促进大分子代谢。紫芝的影响主要是对炎症和淋巴细胞的免疫反应。

注意：对于灵芝功效的研究，小鼠实验或临床实验，除非是有针对性地研究紫芝，否则基本全部用的是赤芝。

有一篇德国人做的灵芝比较的研究，比较的是在比利时的某家公司卖的两种赤芝。一种是原产地是欧洲的，一种是来自东亚的。比较发现：欧洲的灵芝，三萜含量远远低于东亚的灵芝，并非药用灵芝。当然，和紫芝一样它也含有多糖。

仔细看它们的形状便会发现，网上卖的灵芝，很多是欧洲灵芝，色泽还很好看。比如，这个 youtube【https://images.app.goo.gl/8XeCKrao362DtyBp6】教你采灵芝，做灵芝茶，这种灵芝，貌似是不建议做药用的欧洲灵芝，并非东亚灵芝。

灵芝还是灵芝孢子粉?

灵芝孢子粉卖的很贵。孢子粉比灵芝好吗?

2020年的这篇文章说：破壁灵芝孢子粉中三萜含量很少。【https://cmjournal.biomedcentral.com/articles/10.1186/s13020-020-00391-1】

这个结论颠覆了以往的印象和商家广告。多花那么多钱买孢子粉，不就是为了三萜含量高吗? 孢子粉的包装上通常都列着三萜的含量，难道都是谎?

和2020年这篇文章相矛盾的文章有很多。这些文章研究的三萜都是从孢子粉中提取的。如果孢子粉中三萜含量很少，这些研究是怎么做到的?

【https://www.ncbi.nlm.nih.gov/pmc/articles/PMC3271404/】

【https://www.jstage.jst.go.jp/article/cpb1958/48/7/48_7_1026/_article】

还有文章给出从孢子粉中提取三萜的方法，最高可以达到600mg/ml。

在比较相互矛盾的论文后，我相信了后者。灵芝孢子粉中三萜成分比较高。

灵芝对治疗癌症有没有用？化疗期间可不可以吃？

https://www.ncbi.nlm.nih.gov/pmc/articles/PMC6353236/

2016年2月一篇回顾性文章，总结了5个随机临床病例，373个患者，用数据分析说话。

结论1：灵芝加化/放疗效果优于单化/放疗，增加肿瘤反应1.27倍。单用灵芝没有显出效果。

结论2：免疫功能略有提高，NK 活性稍微增加。

2018年这篇文章，分析了世界上30年来对灵芝的研究成果【https://www.ncbi.nlm.nih.gov/pmc/articles/PMC6209820/】，回顾总结了灵芝对于肝癌，肺癌，黑色素瘤，白血病，肠癌都有抑制肿瘤生长的效果。

在这两篇回顾性的文章基础上，我相信灵芝对治疗癌症有好的作用，化疗期间可以吃。

用灵芝有副作用吗？

在373个患者的临床实验中，只有一例恶心失眠的副作用。没有明显毒副作用。

没有足够证据显示灵芝可以用于一线抗癌。但是可以作为辅助用药 因为提高免疫功能和增加NK活性

吃灵芝的量？

在小鼠实验中被用到的有这几个量：1000mg/kg，400mg/kg，200mg/kg，50mg/kg。用量按体重计算。例如：如果体重50kg，每天的用量 x 50。

在临床实验里，只找到了一个数据点：每天1.8　克。这个和我手头有的灵芝孢子粉的建议用量刚好一样。

对灵芝的简单总结：

灵芝最好用赤芝。要辨别是东亚产的赤芝。不一定用孢子粉。灵芝体就好，还便宜。化疗期间可以吃。增强化疗效果，帮助造血功能恢复。但是用PD1抑制剂的免疫治疗期间，我们避免了吃灵芝。因为灵芝有双向调节免疫作用。免疫系统实在太复杂，没有确定答案的时候，我们选择了保守的做法。

十字花科蔬菜

蔬菜类的抗癌食物中，十字花科当属最强。

什么是十字花科？

顾名思义，最简单的辨认，就是花开十字的蔬菜。

十字花科蔬菜都有哪些？

十字花科植物世界上总共三千多种。我们平常吃的有这些：

卷心菜（各种颜色各种形状的）、白菜、油菜、芥菜、萝卜、西兰花、椰菜花、孢子甘蓝、羽衣甘蓝（各种形状）、西洋菜（watercrest）……这些菜看似长的不一样，但都同属十字花科。“椰菜花不过是卷心菜拿了个大学文凭。”马克·吐温这样写道。

十字花科的蔬菜为什么抗癌？

十字花科蔬菜的抗癌功法来自于植物生化素。十字花科植物含有特殊的一类植物生化素 — 硫苷。

但是，硫苷本身并不直接有抗癌的功能。有抗癌功能的是硫苷在黑芥子酶的作用下产生的两类化合物：异硫氰酸酯和吲哚。自然状态下，硫苷就像是有强大的功力但被封印在密室里。被咀嚼或者被加热的时候，密室的墙体被打破，硫苷跑出来与黑芥子酶相遇，黑芥子酶将硫苷的分子打碎，释放出其抗癌功能。

下表给出常见十字花科蔬菜中硫苷的含量：

硫苷含量	毫克/100克蔬菜
孢子甘蓝	237
芥菜	201
羽衣甘蓝	101
西洋菜	95
甘蓝（turnip）	93
紫卷心菜	65
西兰花	62
白菜	54
椰菜花	43
油菜	21

十字花科蔬菜的抗癌功力并不单凭硫苷含量评判高下。

因为异硫氰酸酯有很多种。不同的十字花科蔬菜产生的异硫氰酸酯不同。其中，莱菔硫烷是异硫氰酸酯中的抗癌明星。它是萝卜硫苷与黑芥子酶作用产生。西兰花和西兰花的小苗含量最高，远远超过其他蔬菜。

十字花科蔬菜怎么吃?

因为硫苷本身不抗癌，释放抗癌功力，要经过一个复杂的化合作用，怎么吃就尤其重要。

生吃，要细细咀嚼。但单靠咀嚼打破密室墙体，效率比较低。某种"健康饮食"提倡的生吃并不是最好的办法。

打汁喝，更不是好主意。VC 保存住了，但抗癌的化合物几乎为 0。

硫苷溶于水。如果水煮，硫苷没有机会碰到黑芥子酶，浪费了。

黑芥子酶怕热。加热时间过长，也会大大减少产生的抗癌化合物。

冷冻蔬菜一般都会经过高温过水的过程，不建议买冷冻的。

实验室里比较了几种吃的方式，结论是：不加水快速炒，或者短时间的蒸，是最好的食用方法，能保存超过70%的硫苷，并且经过加热过程，硫苷和黑芥子酶更容易发生反应。

有数据表明，每星期吃三到四次西兰花（100克每次），足够预防结肠息肉。

小结：

简单的把十字花科蔬菜加到日常饮食中。用不加水快炒，或短时间蒸的方式。水煮、生吃都比较浪费。

绿茶

说一下抗癌食物中的绿茶，怎么样选，怎么样吃，怎么样防癌抗癌。

茶是很复杂的东西，含有几百种化学物质。其中大约重量的1/3 是多酚类，如儿茶素，在绿茶抗癌功能中担当最主要的角色。绿茶中的儿茶素也有好几种，抗癌最强的，叫EGCG。

并不是只要包装上标着“绿茶”，就有抗癌功能。绿茶中儿茶素的含量差别相当大，和地域、树种、采摘季节、加工工艺都非常相关。在实验室测试中，日本茶普遍比中国茶EGCG含量高。

EGCG 含量实验室测试结果比较如下：

	EGCG含量 (% 茶叶重量)
煎茶 (Sencha)	4.2 - 5.5
玉露茶（Gyokuru）	2.8 - 4.8
碧螺春	2.8
抹茶 (matcha)	2.7
龙井	1.4
铁观音	0.8
其他中国茶	0.8 - 2.0

冲泡时间是影响茶汤里儿茶素含量的重要因素。如果冲泡时间小于5分钟，相比冲泡8-10分钟，茶汤里儿茶素的含量只有20%。

试验结果对比：

冲泡2分钟的铁观音：儿茶素含量 9毫克/杯

冲泡10分钟的玉露：儿茶素含量 540 毫克/杯

绿茶抗癌机理包括抑制癌细胞生长和抑制新血管生成。

EGCG 被认为是阻断 VEGF 受体作用最强的。受体抑制是在短时间内发生的，只需要少量分子聚集，这个量，是每天喝几杯绿茶就能够达到的。

防癌，抗癌，延缓癌细胞生长，防止癌细胞扩散，防止癌症复发，每天喝绿茶。

怎么喝？喝多少？

每天喝三杯，平均到一天当中。用80-90度的热水冲泡8-10分钟。在一个小时之内喝完。两个小时以后的茶要果断丢弃，不能放在保温瓶里长时间保温。

最好的是日本散叶煎茶。一天从绿茶中获取的 ECGC 的量大约为 400 毫克。

如用其他茶，需要喝更多的量才能获取等量的 ECGC。

化疗的副作用的应对

脱发

化疗最看得见的副作用是脱发。这个副作用，爱美的女生更怕些。对付办法很简单：把头发剃光，戴着帽子。

指尖脚尖麻痹——

手尖和脚尖麻的问题比较可怕。因为一旦神经末梢受损，很难恢复。并且手麻脚麻的现象是累计的，越来越坏。斯坦福的 Fisher 医生特别关心手脚麻的问题。他建议如果出现手脚麻，就要把导致手脚麻的奥沙利铂去掉。指尖麻是因为毛细血管末端循环能力差，化疗药物在那里积累。有几种办法可以缓解（完全解决的办法是没有的。）：

1. 化疗之后不碰冷的东西。在化疗课的时候，老师会教。开始化疗的时候是冬天。我的妈妈用兔毛给朝辉做了一个手套子，像东北的古时候的老农民用的那种，走路把双手插进手套子里。

2. 化疗之后，用热水泡脚。水里加浴盐和苏打。我们天天都做。

3. 化疗后给手做按摩。我们走路的时候，一路走，我一路捏他的手玩。捏一会儿换一只手捏。

4. 在化疗开始之前，把手和脚的温度降下来，使化疗药更少地进入到手尖和脚尖。亚马逊可以买得到专为化疗用的冰手套和冰脚套。但是奇怪的是，国内并没有这样的认识。有人质疑我说的是真的吗，因为明明是说，化疗注意事项是不可以碰冰……

5. 化疗后泡苏打浴。我尝试过一次，结果引起了癫痫继而急诊。从此，这个办法再也没敢做过。

在停下化疗以后，朝辉的脚麻始终都在。随着时间推移，缓解了一些但没有完全消失。

口腔溃疡——

口腔溃疡很讨厌。因为影响吃饭。原本胃口就不算好，加上嘴巴不敢吃，真的很崩溃。

在住院期间，朝辉不怎么吃饭，就嚼苏打饼干。苏打饼干很脆，伤到了牙龈，引起了口腔溃疡。

因为化疗药物伤害口腔细胞，口腔特别脆弱，稍不注意就容易发生溃疡。我求助了万能的"笑谈癌症"群。热心的人们给了他们自己用过的经验办法。集体的经验智慧，虽然有时良莠不齐，但是都是来自于各人的亲身实践，都是很宝贵的。我把大家提供的这些经验办法总结了写下来，提供给有需要的人。

1. 用软的牙刷，用不含酒精的牙膏刷牙。每天用牙线。

2. 每次吃过东西，都要用盐和苏打水漱口。比例是一杯水8oz，1小匙盐，两小匙苏打。溃疡以后，要忍着痛。

3. 用waterpik。

4. 含蜂蜜水漱口。或用manaku 蜂蜜抹在伤口。

5. 口腔清洁完毕，用coconut oil 漱口，帮助伤口愈合。YouTube 查 oil puling。

6. 德国菊花茶（Chamomile）。茶包泡软了，敷在伤口处含着。

7. 吃大量维生素C。

8. 吃 B2。

9. 用手压按合谷穴。

10. 巴西绿蜂胶喷剂 compound of honey and propolis extracts。

11. 找医生开 magic mouth wash。

12. 吃黑豆煮水。

13. 吃软的食物或流质。

我们一个个试过去。做了上面写的1-7，很快就有了好转。其中，最有用的，是用小苏打和盐配的水漱口，和每天用水牙线。他的口腔溃疡好了以后，也一直都坚持着用小苏打和盐配的水漱口，和用水牙线。

另外一个有用的办法是在化疗开始之前嘴里含冰。像引起手脚麻的问题一样，奥沙利铂是引起口腔溃疡的化疗药。轮到奥沙利铂之前的半个小时，护士拿冰块来，在嘴巴里含着，把嘴巴温度降下来，血流速度变慢，让更少的化疗药进入口腔细胞。同样的办法也用在手和脚。

血象和造血功能——

化疗期间，我紧盯着血检报告看。我把每次的报告整理在Excel表格里。很清楚地看到有什么变化，和动向。在没有其他异常的情况下，我的注意力在这三个值：血红蛋白，白血球，和血小板。在加上免疫治疗的时候，我的注意力多了两个值：线性粒细胞和淋巴细胞。

化疗影响最明显的是白细胞。Kaiser没有打升白针。但是换到 Melnik 医生这里，化疗前，他常规地打升白针。我对此有疑问。Melnik 的回答是："如果白细胞降低引起感染，那就会耽误化疗"。我说："他的白血球没有问题。我们拒绝。"那个时候，我们的研究还不多，懂的还不多。拒绝出于朴素的信念：能自然的，尽量不用药物干扰。但是，没有理论基础和其他支持，就拒绝，心里还是没有底气的。所以，到了第二次，我们就同意打了。

打了升白针之后，白血球升高到异常，一个多周期才恢复了正常。从此，没有打过升白针。后来的知识，我们学习到：升白针无异于杀鸡取卵的行为。靠升白针把白血球升上去，再用化疗药打下来，意义在哪里？西医过于看着数字过日子。

不用升白针，只能靠食疗来帮助白血球。身体的自愈机能，实在是强大的。只要在一定范围内，它会找到这个平衡。我们用过这些办法：

- 海参，每天100克。
- Manuka honey，永明用它来升白，很好用。但是我们没有感觉。吃了三罐以后，朝辉对快速升血糖的顾虑更多，没有再吃。
- 睡觉。如果需要吃褪黑素就吃
- 牛骨汤，快速补充氨基酸。骨髓汤与造血所需成分类似
- 针灸
- 三红汤：花生衣30克，红枣30克，赤小豆30克，煎水喝。早一次晚一次。

三红汤有止血功能，隔天吃。

- 当归陈皮汤：当归头12克，新会陈皮3克，煮水。

  当归陈皮汤与三红汤隔天吃。

- 黄鳝

- 足够的蛋白质

- 灵芝孢子粉。

但是如果血象低到危险区，就不得不用药和输血来帮助了。

化疗后去毒——

1. Oil pulling 每天。

2. 柠檬水（1 杯热水+半个柠檬+ Manuka 蜂蜜）：早晨空腹喝。

3. 苏打浴 （1/2 杯浴盐；1/2 杯小苏打，10-20 滴精油）。

4. 泡脚（1/2 杯浴盐，1/4 杯小苏打，1/4 杯醋，5-10 滴精油，1/4杯美容泥）。

逃离死亡曲线的秘诀

四期癌症患者都会被医生宣判不可治愈，同时还有一个五年生存率的数字给你。生存下来的秘诀是什么？是不是我复制了，我也可以？

没有被科学解决的问题，自然地在民间的研究、猜测、写书、广告，都有了市场。如果刚好是一个逃生的人，那就更加有了卖点，他本身就是强有力的代言人。但是往往像是问长寿的人："你长寿秘诀是什么？"有人说"吃肥肉"；有人说"快乐"；有人说"喝酒"；有人说"隐居乡野"……不管是何秘诀，有人说："我一样做了，为什么不管用？"

因为有神，有你出生的基因，有你的生活环境，有你个体的特殊性——每一个人都是特别的那一个。人以为自己能掌控，实际上，人能掌控的实在是有限。

但是因此就不做了吗？当然不是。前面提到过《科学》杂志上的著名小鼠实验，找到控制按钮的小鼠，实际上比没有被电击的小鼠，抵御癌症的效果更好。有积极的态度，这本身就是一个巨大的好处。

另外一个原因是可以做到没有遗憾。我把每一块石头都翻过了，我把所有可以做的事情都做了，结果不是我想要的，我只能说这是神的旨意，不是我没做到。但如果我没做，也许会想，如果我也那样做就好了。

原因之三是生活质量。当然没有比较，就没有发言权。单个样本是没有发言权的。我无从比较，如果我们不做这些努力，生活质量会不会更糟。但是，想到朝辉喜滋滋地说："我吃得像国王一样。不对，国王都没有我吃得好。"我想，如果没做出这些努力的话，至少应该不会更好吧？

知道朝辉确诊癌症的消息，有朋友送了螺旋藻素；有朋友推荐氢离子的水；有妹妹寄来灵芝孢子粉；有朋友强烈推荐能治愈癌症的中医；印度老板推荐 Maringa，一种抗癌的树叶；朝辉的爸妈说不要吃鸡要吃鸭；当然还有许许多多的朋友说要吃这个、不要吃那个…… 似乎每个人都有独到的有关抗癌的秘密要分享，似乎如果做到这些癌症就治愈了。

Julia火速买了这本书送来：《痊愈的九个关键因素》。

书上列出来的九个关键因素，其实和其他抗癌书大同小异地重合。基本上可以说，人们对于抗癌的经验和理解达到了一个承认和共识。这九个关键因素分别是：

一、全面改善饮食；

二、积极管理你的健康；

三、听从你的直觉；

四、使用保健品和营养品；

五、释放被压抑的情感；

六、增加正面情感；

七、有支持和关心的环境；

八、有深切的属灵上的连接；

九、有强烈的要活下去的理由。

可以说，这些我们都做到了。

写在最后

走出哀恸

Still water runs deep。静水流深。

2002年，第一次到朝辉的家乡。在倒时差的迷迷瞪瞪里，完成了一场超乎我想象的，古老传统盛大的客家婚礼。

婚礼在他的老家，山路辗转尽头的一个小小的村子——孙坑。那里的山，是一片一片不间断的青绿，村子的房子是藏在青绿当中一道一道的对比色——黑色与土色起伏变化。平地上是稻田与荷塘。一支支粉色的荷花，亭亭出水，像是公园专门种来为人观赏用的，却在这个偏僻的乡野。

婚礼结束，换上便装走路。走到荷塘边的时候，我作势要去够水里的荷花。它们那么美。我没有真地想要摘，只是和朝辉撒个娇。过了一会儿，站在那里的时候，有人拉拉我，递给我两朵粉色的大荷花。我惊讶坏了。递给我荷花的淳朴村姑，腼腆地笑了笑，走了。留下拿着两支荷花惊呆的我。

朝辉告诉我，这么美的荷花，并不是用来观赏的。贫穷中的偏僻乡村，没有这样的奢侈。种荷花是为了出产莲子。从前给皇帝上贡的建宁白莲，就在邻县。当她摘了两朵荷花，这意味着两个大莲蓬的莲子没有了。

我的心里在感动加愧疚的同时，洋溢着奇异的幸福感。满满的幸福，从未有过的被世界捧在手心的感觉。

在我们伯克利相当传统的教会，牧师、弟兄姐妹，完全依照我的意思，办了一个我最想要的追思礼拜，哪怕我的想法不那么合乎教会的传统。那么多的人，那么多的爱，有很多的泪，也有很多的笑。一场美丽又真实的追思会，纪念美好真实又特别的你。我感觉回到了在孙坑结婚的那天，被世界捧在手心的感觉。谢谢朝辉。从轰动当地，登上国内顶级杂志的婚礼开始，到伯克利教会的追思礼拜结束，朝辉在我的世界，用他的宠爱他的纵容，为我画了一个完整的圆。

他是一个平凡又普通的男生，从来都不风光，不出风头，可是他却用他的所有，给了我一个绽放的世界。

从发现癌症被预判不可治愈，且极为凶险的时候，屡屡地进出急诊室，留在重症监护室谁也不知道能否出来。那时候，我是做了与他同去的打算。他胆小怕死，在离开的时候我怕他会孤单、害怕。我不怕死，但是就怕活在没有他的世界。别人大概都看到我是女汉子，坚强、独立、能干。我的软弱和无助，只有他最清楚。没有他，我不会活。

那次化疗完，从医院接他回来，在伊莎贝拉的海边。看到朝辉很悲苦，我问他是不是不想治疗，就想放弃？他说是。我说如果你走，带我一起走吧。我听见神的应许是这样说的："夫妻是同体，祂应许我，我们不分开。意思是要么治好你，我们不分开，要么让我跟你一起走。"朝辉说："好。"我们相拥在海边，紧紧地拥着，在风里站了很久。心里有些伤感和悲怆，但更多的是满足和甜蜜。在我们相爱最初的那些年，他答应我，他一定会让我先死，死在他的怀里。在艰难的抗癌一年多的路上，他说过好几次，他的坚持是因为他答应过我，要让我死在他的怀里。我知道他对生命的不舍，他知道我独自生的痛。那时候，他不能讲话也不能动了，我说："你摸摸我。"他伸出手，抓在我的脖子上。又有一次，我说："你摸摸我。"他还是伸出手，轻轻地抓在我的脖子上。我知道，他是多么地想实现他的承诺，让我死在他的怀里。再后来，他改心意了。他伸出手，捋我的头发，摸我的脸颊。在他走前一天的夜里，我们挤在他小小的升降床上，搂着睡觉。他不停地摸我，不停地摸我的肩我的胳膊。就这样，不停地摸了一宿。他对我的不舍，都在这整晚的抚摸中。

他在医院的那时，一个又一个坏消息来，一个又一个治疗方案被确定又被推翻。医生说他们在想尽办法救他的命。我心里没有信心，我想如果他走，我便与他同去。可是两个孩子未成年，我们多年前做的遗嘱已经不适用，没有安排好孩子的监护人。我打电话给师母，我问她，是否人的灵魂在离开身体以后，还能在世上逗留一阵，就像是《人鬼情未了》电影里讲的那样。师母说，不是这样的。也许师母说的是对的，因为她与神更亲近，所以知道更多关于人死后灵魂的奥秘。师母说你可以跟神求。于是我就跟神求，给我三个月，让我把事情都安排好。我火速地找了信托律师，做了信托做了遗嘱。我给最好的好朋友写了告别信。我想象了用什么样的方式可以和他同去。我有他的药，操作起来并不困难。我想象，我们去1号公路旁，有我们最喜欢的湛蓝海水和白色浪花。他抱着我，让我先去，他随后。如果是在医院，我和他在晚间挤在小小的病床上。当医生发现他停止呼吸的时候，同时发现在他怀里已经死去的我。我的想象让自己感动和憧憬。

我们会一同离去。这是我听到的神对我的应许。一段时间，我相信会有这样的情形发生。可能这不过是我自己的臆想。神不会依照我的臆想来安排剧情。 祂的剧情安排超过了我的想象。朝辉奇迹般地经历了两次生死挑战，回到家中开始了稳定的治疗。我写好的告别信，随着他身体的一天天好转，医治信心的一天天增强，被搁置在一旁。

走出悲痛的唯一路径是经历悲痛。

我的心理治疗师跟我说："你现在就像是走在泥沼里，全身都是泥巴，很糟糕，很想摆脱。可是你甩不掉，也逃不了。绕路也不可能。因为你绕开了悲痛，有一天，它会找回来。走出悲痛的唯一路径是经历悲痛。"

"除了生病带来的痛苦，人的其他所有痛苦都是价值观带来的，并不是真实存在的。"米兰昆德拉这样说。

按照米兰昆德拉的说法，我现在感觉的痛苦，并不是真实存在的，对吗？是不是改变了价值观，就可以没有痛苦？但是如果改变了价值观，不再有痛苦，那么人还有存在的意义吗？

陀思妥耶夫斯基的《卡拉马佐夫兄弟》里，长老对阿里欧沙说："你要从痛苦中寻找幸福。"

在亚利桑那的房间，两张大床的床头上，各自挂着一幅同一色调的印象派的画：湖畔秋色。那幅画触动了朝辉。他写下一首歌，也是他此生写下的最后一首歌，写出了面对 Great Unknown 的时候，他的内心变化。歌的曲调是忧伤美丽的爵士。

《湖畔暖阳》

湖畔斑驳的秋色
林间寂静的小道
要踏上Great Unknown
心中满是不安
直到那秋日的暖阳
抚上我冰冷的脸颊
还有那树梢的金黄
映着湖面的波光
那是你的轻声细语吗
那样深切的呼唤
穿过宇宙而来
只为我心灵的忧伤
我的脚步没有变轻省
我的心却变刚强
Courage， Trust， Peace and Love，
如同那秋日的暖阳
将我轻轻拥抱

他写了词，谱了曲，却没有完整地唱一遍录下来。在最后的日子，在国内的妹妹将曲子整理好，唱给他听。

有一天，我在学唱，不怎么能讲话的他，居然很快地说："不要你唱。"我被他嫌弃。也看到了他有多么爱惜他的这首歌。这首歌，是朝辉最后心境的写照。

在朝辉那里，我是最重要的。朝辉不在的时候，我都不重要了。我不知道我这么爱他，是不是因为他先爱了我。年轻的时候，他不帅，不英，不冷，不是让我心动的。然而，他给了我无

条件的爱。“也许爱不是热情，也不是怀念，不过是岁月，年深月久成了生活的一部份。” 一天又一天，一年又一年的手牵手，爱，成了生活的一部分。

住在亚马逊河域的印第安部落 Yanomami 人说“我爱你”的时候，他们的语言是：“Ya pihi irakema，” 意思是：“我被你的存在传染了。”—— 一部分的你住在了我的里面，活着和成长。这种“我爱你”的说法，曾存在于我们彼此的关系中。朝辉离开以后，我更加确切地感觉是这样 —— 一部分的他住在了我的里面，活着和成长。

写下这个旅程的过程，并没有对朝辉的回忆。而是他和我在一起，我们又走了一遍。一部分的他，住在了我的里面，活着和成长。

在亚利桑那的时候，两个孩子在二月滑雪假飞过去看我们。我带着 Andy 坐热气球。站在篮子里，看着地下的人和物，静静地、缓缓地变小；广袤的荒漠，静静地、慢慢地展开。Andy 讲起他的愿望篮子，他一生中打卡要做的事：他做过了深海和鲨鱼游泳，现在坐了热气球，未来的他要去蹦极。在年轻冲动的心里的愿望，从前我也有。我告诉他，我在这个人生里，所有我想做的事我已经做过了。

Andy 说：“还有一件事你没有做。”

“是什么？”

“你们一起变老。”

是了。人生总要有缺憾的。既然一起变老的愿望不能够实现了，那就换一个愿望：一起永远不老。

www.ingramcontent.com/pod-product-compliance
Lightning Source LLC
Chambersburg PA
CBHW030316100526
44592CB00010B/456
* 9 7 8 1 9 4 9 7 3 6 6 1 8 *